LE POUVOIR DE L'AGENDA

Loukas Montclar

Table des matières

Pourquoi certaines personnes accomplissent de grandes et belles choses, réalisent leurs rêves et les projets qui leur tiennent à cœur pendant que d'autres subissent leur vie, empêtrées dans une routine ennuyeuse et un état de procrastination qui paraît inéluctable ?

Une vie de choix, productive, excitante et intéressante, serait-elle le lot des privilégiés, des fortunés et autres chanceux de ce monde ? Pourquoi certains y arrivent quand d'autres échouent ? Sommes-nous condamnés à une existence médiocre et fade parce que nous ne sommes pas nés sous la bonne étoile ?

Et si ce n'était pas ça ? Si nous faisions fausse route en nous persuadant que les dés sont pipés et que quoi que nous décidions, notre vie ne ressemblera jamais à l'idéal auquel nous aspirons ?

Car la vérité, c'est que la fatalité n'existe pas. Si notre vie est ennuyeuse, qu'elle ne nous satisfait pas, blâmer l'alignement des planètes ou les prétendus veinards qui jouissent de leurs succès n'est en aucun cas la bonne attitude à adopter.

Si certaines personnes réussissent, c'est tout simplement parce qu'elles savent où elles vont et ce qu'elles veulent. Elles sont organisées, elles ont un plan, une liste d'objectifs précis, des deadlines et un agenda.

Alors, posez-vous la bonne question : quel est mon agenda de vie ?

Laissez-moi deviner… Vous n'en avez pas !

Telle est la source de votre problème. Votre inaction, vos échecs et vos frustrations ne proviennent pas du fait que vous n'avez pas d'argent, pas de chance ou pas de réseau. Non, ils viennent du fait que vous n'avez aucune feuille de route, aucune organisation.

Comment voulez-vous aller du point A au point B si vous ne savez pas où il se trouve, si vous n'avez pas une carte pour vous guider ? Au petit bonheur la chance ? Oui, pourquoi pas, mais laissez-moi vous dire que vos perspectives d'y arriver seront extrêmement minces, et que même si vous y parveniez, vous aurez perdu dix fois plus de temps que si vous aviez eu… un plan !

Une vie sans agenda, c'est comme conduire sans GPS ou carte routière : on finit par tourner en rond. Alors assez perdu de temps, il est l'heure de reprendre votre vie en main et de devenir la personne que vous auriez dû être depuis longtemps.

Nous allons voir ensemble comment passer de la théorie à la pratique, de la procrastination à l'action et comment créer son propre projet de vie et définir son agenda. Ne vous effrayez pas, c'est très simple. Tellement simple que vous vous demanderez pourquoi vous avez attendu si longtemps avant de vous y mettre.

Mais avant de commencer, je tiens à préciser que la méthode que je vais vous enseigner dans ce livre n'est pas un délire de farfelu ou un précepte abstrait sorti tout droit de mon chapeau magique. Non, la méthode que je vais vous proposer de suivre ici est le fruit de ma propre expérience. Ce que je vais vous conseiller, je me le suis appliqué à moi-même. Et si j'ai décidé d'écrire ce livre pour partager *Le Pouvoir de l'Agenda* avec le plus grand nombre, c'est que cette formule a fonctionné pour moi et ceux de mon entourage qui s'y sont essayés.

Depuis que j'ai adopté l'Agenda, j'ai pu concrétiser avec une facilité déconcertante tous les projets qui me tenaient à cœur. Je me suis remis au sport, je mange sainement, j'ai remplacé la télévision par la lecture, j'ai écrit deux livres, amélioré ma vie sociale et ma culture, entrepris le voyage de huit mois autour de l'Asie dont je rêvais depuis des années et j'en passe.

Avoir un plan d'action, des objectifs définis et un calendrier a changé ma vie de façon radicale.

Je ne suis pas plus intelligent que vous, pas plus riche et pas plus chanceux. Je me suis contenté de me discipliner et de suivre une méthode simple à la lettre.

Quand vous refermerez ce livre, vous n'allez pas vous retrouver abandonné à votre propre sort, la tête pleine de concepts abstraits à vous demander ce que vous pourriez bien faire… *concrètement.* Non, lorsque vous aurez achevé de lire ce livre, vous aurez une mission claire, personnelle et concrète à remplir. Je vous en donne ma parole.

Alors, si vous êtes décidés à changer de vie et à réaliser vos rêves, rejoignez-moi dans *Le Pouvoir de l'Agenda.*

Trêve de bla-bla, c'est parti !

Pourquoi les Occidentaux dépriment-ils ?

« Si vous n'aimez pas les choses telles qu'elles sont, changez-les ! Vous n'êtes pas un arbre. »

JIM ROHN

Une vague de déprime et de dépression submerge nos pays depuis des décennies. À un point tel qu'aujourd'hui, s'affirmer dépressif ou avouer à ses proches avoir un gros coup de blues n'a plus rien de tabou ou d'exceptionnel. Les films, les reportages télé ou les articles de presse traitant de ce sujet sont pléthore, les arrêts maladie pour cause de burnout ont dorénavant la même légitimité qu'un cancer ou qu'un congé maternité. Les vingt-deux pays consommant le plus d'antidépresseurs au monde sont tous des pays occidentaux, dont une écrasante majorité est européenne.

Alors, comment en est-on arrivé là ? Pourquoi, tandis que nous avons tout pour être heureux et être satisfaits, continuons-nous à nous morfondre dans cette léthargie mélancolique ?

Et si justement, c'était ça le problème. Si justement, c'était parce que nous avons *tout* que le malaise a gagné nos cœurs et nos esprits ?

La consommation de masse, le frigo et les supermarchés débordant de vivres, l'eau potable qui s'écoule du robinet en illimité, l'accès *gratuit* aux soins médicaux, l'excès de temps libre et de loisirs, l'absence de guerres sur nos territoires, la relative sécurité de nos rues, le confort et la modernité à portée de main constituent un état de fait considéré comme *normal*, voire même un droit inaliénable.

En Occident, et même dans le monde, si l'on se réfère à la moyenne globale, il y a plus de gens qui meurent d'avoir trop bouffé que de gens qui décèdent de famine ou de sous-alimentation. L'enfant éthiopien le ventre gonflé par la disette qui dans les années 80 venait mourir sous nos yeux à l'heure du journal télévisé s'est fait voler la vedette par l'obèse américain qui s'écroule d'une crise cardiaque après avoir ingurgité son douzième hamburger d'affilée. Ça en serait presque risible si ce n'était pas dramatique.

En France, même un SDF peut assouvir la majorité de ses besoins primaires : il a droit à un revenu minimum, qu'on appelle aujourd'hui le RSA, il peut manger à sa faim grâce aux Restos du Cœur ou à la Croix-Rouge et s'il le souhaite, a la possibilité de se faire héberger la nuit dans un centre d'accueil spécialisé. Il y a moins d'un siècle de cela, certains ouvriers bossant quinze heures par jour n'avaient même pas droit à ce *luxe*.

Oui, l'Occidental moyen vit dans l'opulence, même s'il ne s'en rend plus compte. Il a oublié qu'à l'échelle de l'histoire humaine, cet état d'abondance est un privilège, une *anomalie* de l'évolution.

Quand nos ancêtres chasseurs-cueilleurs passaient leur journée à pister des animaux dans la forêt, hantés par la peur de l'échec et celle de voir femme et enfants crever de faim, les hommes modernes que nous sommes ont pour préoccupation première de savoir si le tweet de

Machin doit être considéré comme raciste ou misogyne, si le supposé *dérapage* d'Untel ne serait pas un peu homophobe ou grossophobe ou si le pictogramme lumineux qui indique aux piétons s'ils peuvent traverser ou non ne devrait pas plutôt porter une jupe dans un souci de parité.

N'a-t-on vraiment rien de plus urgent ou d'important à traiter pour que l'on se focalise sur de telles futilités ? Il faut croire que non... et dans un sens, c'est la vérité. Et si vous trouvez mes exemples sexistes ou politiquement incorrects, sachez que cette réflexion est à l'origine celle d'une Philippine qui m'a confié son incompréhension face aux *polémiques* qui secouent l'Europe, elle qui se bat pour obtenir un statut de résident dans le pays où elle est née, la Malaisie, elle dont les parents ont été expulsés vers Les Philippines en trois jours manu militari. « Vous n'avez rien d'autre à foutre ? » furent ses mots.

L'écrasante majorité des Occidentaux assouvit aujourd'hui sans grands efforts l'intégralité de ses besoins physiologiques et de sécurité qui, selon la pyramide de Maslow, sont la faim, la soif, la sexualité, le sommeil, l'élimination et la possibilité de vivre dans un environnement stable et prévisible (avoir un toit, absence de guerre, accès aux soins, certitude de ne pas se faire dévorer par les loups quand on se promène en forêt...). Pourtant, il n'y a pas si longtemps que ça, l'être humain consacrait la quasi-totalité de son temps à s'assurer qu'il ait de quoi boire et manger, puisse s'abriter des intempéries et ne soit pas déchiqueté sous les griffes d'un ours ou la hache d'un ennemi. Nos ancêtres avaient peu de temps libre et de loisirs et concentraient toute leur énergie, leur temps et leur esprit sur un unique projet d'envergure : survivre !

Mais de nos jours, la donne a changé. Il n'est plus nécessaire de chasser pour manger, d'aller au puits ou à la rivière pour boire ou de sortir armé pour se protéger. Du coup, on s'emmerde ! On s'emmerde et on finit par déprimer, car on ne trouve plus de sens à notre existence. On a tout à portée de main et à volonté. Nous jouons à un jeu vidéo dont nous possédons tous les codes nous permettant de tricher et de passer d'un niveau à un autre sans avoir à affronter le méchant ou résoudre l'énigme. Le problème est là !

Alors, que fait-on de cette masse de temps libre que la satisfaction de nos besoins primaires nous a permis de libérer ? On la passe à consommer, à acheter des objets tous plus frivoles les uns que les autres, on s'invente des problèmes, comme de savoir si l'on doit acquérir le dernier Samsung ou le nouvel iPhone et surtout : on réfléchit trop. On rumine notre passé, on se demande si la vie qu'on mène nous satisfait vraiment, on se pollue l'esprit en se remémorant les horreurs et les injustices que nous rabâchent les médias, etc.

Voilà pourquoi beaucoup d'Occidentaux se sentent déprimés et inutiles, même si cela ne constitue pas la seule et unique cause. À part se lever pour aller bosser, faire les courses et manger, regarder un film à la télé et payer leurs impôts, ils ne font presque rien d'autre et se demandent où tout cela peut-il bien conduire. Évidemment, passer sa journée entre le bureau et la télévision en se goinfrant de chips est un mode de vie tout à fait respectable et suffisant pour un grand nombre de personnes. Certains arrivent même à être heureux dans ces conditions ! Tant mieux pour eux, me diriez-vous. Mais quand on est un être humain doté d'une certaine intelligence, d'une instruction, d'une soif de découverte et d'un minimum d'ambition, et c'est votre cas si vous avez acheté ce livre, on ne peut se contenter d'une telle vie. C'est impossible, sous peine de péter un câble ou de s'assommer à coup d'alcool, de cachets ou de cannabis pour supporter cette réalité minable.

Le travail, et principalement le salariat, a aussi contribué à généraliser cet état de déprime. Aujourd'hui, et quel que soit le secteur d'activité, une part non négligeable des emplois subalternes ne consiste en rien d'autre pour ceux qui les occupent qu'à accomplir des instructions sans se poser de questions ou réfléchir. On suit un protocole, on remplit des cases, on obéit au chef et basta ! Le tertiaire est devenu l'usine Ford des années 2000. Comment ne pas devenir un légume quand on a passé vingt ans d'affilée à suivre bêtement une procédure sans en saisir la finalité ?

Ce qui vous manque, c'est juste de trouver un sens à votre vie. Et ce sens, il se trouve dans l'accomplissement de vos rêves et de vos projets. Inutile de chercher plus loin. Passer à l'action pour entreprendre de grandes et belles choses est le remède à ce mal qui ronge l'Occident.

Et si vous ne savez pas comment vous y prendre, c'est tout simplement parce que vous n'avez pas défini vos objectifs, que vous n'avez pas de plan et d'agenda de vie. La bonne nouvelle, c'est que nous allons remédier à ça, ensemble, et pas plus tard que maintenant.

PARTIE I :
LES 7 PILIERS DE VIE

Avant d'entrer dans le vif du sujet, qui consistera en la création de votre agenda de vie, je souhaiterais passer en revue ce que j'appelle ici les 7 Piliers de Vie. Par piliers de vie, j'entends les principaux domaines, catégories ou activités qui régissent et définissent ce que nous sommes et faisons. Voici la liste que je vous propose :

1. Sport et Alimentation, Hygiène de Vie
2. Vie Sociale
3. Rêves
4. Projets
5. Travail
6. Loisirs et Développement Personnel
7. Les Obligations du Quotidien ou Corvées

1. Sport et Santé, Hygiène de Vie

« On subit ce que l'on respire, mais on peut choisir ce que l'on mange. »

GILLES LARTIGOT

Une vie active, belle et intéressante passe nécessairement par une refonte de son hygiène de vie. Si vous vous torchez la gueule tous les soirs, il y a de fortes chances pour que vous ne puissiez pas vous lever tôt le lendemain et abattre les tâches que vous aviez programmées dans votre agenda. Et même si vous y parvenez, le rendement et la qualité risquent de ne pas être au rendez-vous.

Si vous ne faites jamais de sport ou d'activité physique, votre corps deviendra flasque, vos muscles mous et votre système immunitaire faible. Et quand l'on ne se sent pas en adéquation avec son corps, qu'on ne l'aime pas ou que l'on a honte de l'afficher devant les autres, on perd en estime et en confiance en soi. Le corps et l'esprit sont liés, j'imagine que vous le savez. Si votre enveloppe charnelle souffre, votre mental souffre. Si votre corps est fatigué, votre cerveau le sera aussi.

Quand vous passez vos journées à vous goinfrer de fast-food, de soda, de plats préparés bourrés d'addictifs et de sel, vous vous détruisez de l'intérieur. En infligeant de telles merdes à votre système digestif, vous l'épuisez. Saviez-vous que la digestion est le travail qui mobilise le plus de temps et d'énergie dans votre corps ? Lorsque vous avalez un bon gros menu KFC ou McDonald's, vous punissez vos organes digestifs qui ne sont pas adaptés pour assimiler autant de gras et de toxicité en si peu de temps. Offrir un Big Mac à votre tube digestif, c'est comme foutre de l'acide et des touffes de cheveux dans le lavabo : ça va finir par s'évacuer, mais dans quel état seront les canalisations ?

Un autre problème majeur de notre alimentation moderne, hormis le fait que l'on mange des produits de mauvaise qualité, est que l'on bouffe non-stop : petit-déjeuner à 8 heures, en-cas à 10 heures, repas à midi, collation à 14 heures puis 16 heures, une friandise à la boulangerie à 18 heures, apéro et chips à 19 heures, dîner à 20 heures, sucreries devant le film à 22 heures… Bref, on ne s'arrête jamais. Par conséquent, nos organes digestifs ne s'arrêtent jamais eux non plus de travailler. Ils n'ont même pas le temps d'achever de digérer le petit-déjeuner que déjà vous leur infligez un autre café et un Kinder-Bueno ! C'est de la folie ! De l'esclavage, de l'autodestruction !

En épuisant votre système digestif, vous épuisez votre corps. Toute son énergie est dédiée à la digestion, vous vous sentez alors vidé, fatigué, démotivé. Et quand c'est récurrent, on appelle cela la fatigue chronique. De la fatigue chronique à la procrastination, il n'y a qu'un pas, pas plus grand que celui qui mène de la procrastination à la dépression.

Mes propos vous semblent-ils alarmistes ? Peut-être, mais je n'invente rien.

Avoir des objectifs en termes de santé, et donc de sport et d'alimentation, est indispensable. Vous ne pouvez vous permettre de faire l'impasse sur ce domaine sous peine de faire échouer vos projets de vie, croyez-moi !

J'aimerais aussi aborder la thématique de l'apparence. Certains ne verront pas le lien avec la santé et l'hygiène de vie, mais il existe pourtant bel et bien. Quand je dis apparence, je fais référence à l'aspect physique et vestimentaire, à l'image que l'on renvoie aux autres. Mais pas seulement. Vous estimez que le regard des autres n'a aucune importance ? OK. Alors je vais vous parler de l'image que vous vous renvoyez à vous-même. Faisons une petite comparaison pour illustrer mes propos :

Situation 1 : nous sommes vendredi matin, il est 7 h 30. Vous venez de vous réveiller, vous êtes en retard pour aller au bureau. La veille, vous êtes sortis avec des amis. Vous avez bu comme un trou et vous êtes couchés aux alentours de 3 heures.

Pas le temps de prendre une douche, vous vous contentez de vous asperger le visage d'eau. Pas le temps non plus de vous raser ou de tailler votre barbe, de vous maquiller si vous êtes une femme ou de vous coiffer avec vos soins habituels. Quant au petit-déjeuner, vous n'y songez même pas ! Vos chemises ne sont pas repassées. Pas le temps de réfléchir à un plan B, vous enfilez la moins froissée, ou à la limite, un vieux polo qui traîne et qu'en temps normal, vous n'auriez jamais porté au travail. Votre tenue ne matchant pas avec des talons ou des chaussures de ville, vous vous rabattez sur une paire de baskets. Bah, ça passera, c'est vendredi après tout.

Situation 2 : nous sommes vendredi matin, il est 6 h 40. Vous venez de vous réveiller. Vous avez du temps devant vous. Vous vous préparez un bon petit-déjeuner à base de fruits frais et de café. Vous enchaînez avec une douche, taillez votre barbe avec précision ou vous maquillez avec soin. Vous vous coiffez tranquillement en écoutant de la musique entraînante et gaie (beaucoup plus intelligent que d'écouter en boucle France Info ou BFM qui vous serinent que la France est en crise, que le monde va mal, que tout va mal… Bref, que vous allez mal). Niveau chemises, vous avez le choix : la veille, avant de sortir boire un verre avec des amis (vous êtes rentrés vers 23 heures), vous avez consacré vingt minutes à une petite séance de repassage (ce n'est pas l'activité la plus réjouissante, mais elle est nécessaire et vous l'aviez notée dans votre agenda). Vous enfilez donc une chemise ou un chemisier blanc pimpant, une jupe ou un pantalon, des talons ou une paire de Chelsea, et vous voilà partis !

Maintenant, à votre avis, dans quel cas allez-vous passer la meilleure journée ? Que ressentirez-vous en vous regardant dans le miroir de l'ascenseur dans chacune de ces situations ? Quel sera votre degré de confiance en vous quand vous devrez vous exprimer devant vos collègues à la réunion de service de 10 heures que vous soyez dans la première ou la seconde éventualité ?

Vous connaissez la réponse.

On a beau dire que l'apparence ne compte pas ou que l'on s'en moque, c'est totalement faux et hypocrite. Rappelez-vous la dernière fois que vous étiez invités à un mariage. Qu'avez-vous ressenti devant la glace en vous voyant au top avec ce superbe costume ou cette magnifique robe ? Laissez-moi deviner : vous étiez radieux, heureux, admiratif, en pleine confiance, fier et dynamique. Je me trompe ? Mais le jour où vous êtes allés chercher le pain sans même vous être brossé les dents, en survêtement et claquettes, éprouviez-vous la même fierté et la même confiance en vous ?

Qu'avez-vous éprouvé quand, le jour du mariage, vous avez croisé dans l'ascenseur la belle jeune femme ou le beau jeune homme du troisième étage ? Comment vous sentiez-vous la fois où vous avez croisé cette même personne en tongs-survêt, la bouche pâteuse et votre baguette dans la main ?

Désolé pour ceux qui persistent à affirmer le contraire, mais l'apparence compte énormément. Car bien plus important que le jugement des autres, il y a votre propre jugement. Si vous vous négligez, vous perdez de votre estime. Et si vous perdez estime et confiance, vous perdez tout.

Naturellement, on connaît tous une personne qui ne prend jamais soin d'elle, qui n'est jamais coiffée, qui semble ne pas avoir pris de douche depuis des semaines et qui porte toujours la même tenue fade, mal taillée et délavée. Et pourtant, cette personne semble heureuse et confiante. Alors, certes, elle l'est peut-être, mais dites-vous bien que vous n'êtes pas dans sa tête et surtout, que cette catégorie de personnes bien particulière ne représente qu'une infime minorité, minorité dont vous ne faites probablement pas partie. Alors, ne prenez pas ces gens en référence ou en contre-exemple pour justifier les négligences physiques et vestimentaires que vous vous infligez par paresse ou autoflagellation. Et puis, n'oubliez pas que si vous affichez une apparence négligée, les gens penseront que vous ne vous respectez pas. Dans ce cas-là, comment voulez-vous qu'eux, vous respectent et vous prennent au sérieux ?

Je vous rassure, ce livre n'est pas en train de se muer en guide du relooking. Mais avant de clore le chapitre, je me permets de vous rappeler quelques basiques à respecter :

- Veillez à ce que vos chaussures soient toujours propres (il paraît que les chaussures sont la première chose que regardent les femmes dans la tenue vestimentaire d'un homme).

- Essayez d'assortir des couleurs qui se marient (à moins que vous ne soyez un artiste, un sapin de Noël ou une victime de Desigual).

- Achetez des habits à votre taille. Je vois trop souvent des gens, et principalement des hommes, qui portent des chemises, des vestes ou des jeans qui leur taillent deux fois trop grands. On a l'impression de voir un enfant qui aurait emprunté les habits de son père. Cela donne un aspect balourd, risible et surtout, pas très sexy. Beaucoup d'hommes se bornent à choisir systématiquement la même taille quand ils achètent une chemise (« Tu comprends, j'ai toujours pris du L »). La taille mentionnée sur l'étiquette, on s'en fiche ! Ce qui compte, c'est qu'elle vous aille comme un gant, que ce soit du L, du XL ou du S.

- Coiffez-vous, rasez-vous ou taillez votre barbe tous les matins.

- Coupez vos ongles, retirez les poils disgracieux qui débordent de votre nez ou de vos oreilles (je sais que le style loup-garou revient en force depuis *Twilight*, mais bon…).

- Lavez-vous les dents au moins chaque matin et n'oubliez pas le déodorant (ça paraît évident pour tout le monde, et pourtant, ce n'est pas ce que je constate en prenant le métro).

- Repassez vos chemises. La première impression que vous donnez en portant une chemise froissée est que vous avez dormi avec, ou pire, que vous vous êtes assoupis en soirée et que vous n'avez pas eu le temps de passer chez vous vous changer.

Un corps sain (alimentation) et énergique (sport), une apparence soignée et agréable sont les bases d'une vie active, productive et heureuse. Ne faites pas l'impasse dessus. Votre corps et votre santé doivent être votre priorité.

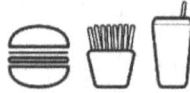

NOURRITURE TOXIQUE
+
GRIGNOTAGE PERMANENT

DIGESTION DIFFICILE ET CONTINUE

FATIGUE PHYSIQUE
+
FATIGUE MENTALE

FATIGUE CHRONIQUE

PROCRASTINATION

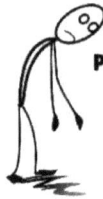

DÉPRIME

2. Vie Sociale

« Restez à l'écart des personnes négatives. Elles ont un problème pour chaque solution. »

ALBERT EINSTEIN

S'entourer des bonnes personnes est primordial dans le cadre d'une vie saine et fructueuse. On entend souvent parler, c'est l'expression à la mode, de personnes *toxiques* qu'il faudrait à tout prix éradiquer de nos vies. Par toxique, on sous-entend des gens négatifs, défaitistes, démotivants, narcissiques, pervers, méchants, etc. Bien entendu, mieux vaut éviter d'avoir un entourage constitué de personnes répondant à ces critères. Cependant, la toxicité d'une personne ne peut se définir sur des critères universels. Un ami toxique pour vous ne le sera pas forcément pour moi. Et inversement. Toxique ne signifie pas mauvais dans l'absolu, mais mauvais pour vous, quelles que soient les raisons.

Une personne gentille et ayant bon cœur peut s'avérer toxique pour vous si vous n'avez rien en commun à partager ou si elle ne vous apporte rien de concret dans votre vie. Une personne gentille qui passe son temps à vous parler de son chien et de séries télé alors que vous êtes un passionné de littérature et de politique ne va rien vous apporter de positif dans votre vie. Pire, cette personne va vous freiner, vous ennuyer, vous faire régresser.

Ce que je vais dire peut vous paraître dur, mais vous devez *éliminer* de votre entourage tous les gens qui ne vous apportent rien, tous les gens qui n'ont aucun intérêt à vos yeux. Car oui, en amitié, il faut être intéressé ! C'est vital. Le souci, c'est que lorsqu'on parle d'intérêt, les gens s'imaginent tout de suite que l'on fait référence à *profiter* des autres. Ce n'est pas ça du tout, au contraire. Je parle d'intérêt au sens primaire. Par exemple, si je suis passionné de cinéma, un ami qui aura la même passion et avec qui je pourrai échanger des heures durant sur ce sujet est une personne d'intérêt. La seule chose dont je *profite*, c'est de sa conversation et de ses connaissances. Et réciproquement. Y a-t-il quelque chose de malsain dans cela ? Idem si je suis addict au sport et que je trouve un ami qui partage comme moi un goût avéré pour cette activité. Je vais *profiter* de lui en lui proposant un tennis, un week-end au ski ou une partie de foot, sachant qu'il répondra presque toujours présent en raison de nos affinités.

Un ami doit vous apporter quelque chose, c'est inévitable. Pour ma part, je préfère cent fois rester seul plutôt que de passer ma soirée avec quelqu'un qui ne présente pour moi aucun intérêt. Cela ne veut pas dire que je méprise ou dévalorise cette personne, non, cela signifie juste que nous ne sommes pas ou plus sur la même longueur d'onde et que n'ayant plus rien à partager d'intéressant ensemble, nos chemins doivent se séparer dans notre intérêt commun.

Je vais vous donner un exemple personnel de ma définition de l'amitié. J'ai des amis d'âges et de personnalités variés. Je connais ces personnes depuis 25 ans, 10 ans ou 3 ans. En route, des amis ont disparu et d'autres sont apparus. Toutes ces personnes ont plusieurs points en commun. Si l'une d'entre elles ne matchait pas ou plus avec l'un de ses points, elle ne pourrait plus être mon ami. Tous ces *points* sont essentiels pour moi et, assurément, seront différents selon votre personnalité et ce que vous recherchez dans la vie.

Je sais que tous mes amis :

- Peuvent rire de tout, n'ont aucun tabou dans l'humour.

- Sont des gens curieux qui aiment discuter et débattre de tous les sujets.

- M'encouragent et me conseillent si je leur parle d'un nouveau projet personnel.

- Ont le cran de me parler franchement et crûment s'ils estiment que je fais n'importe quoi.

- N'inventent pas d'excuse foireuse pour esquiver le jour de mon déménagement.

- M'hébergent chez eux sans condition si je n'ai pas d'autres alternatives.

- Ne font pas les radins quand il s'agit de payer un verre ou un resto.

- Ne se vexent pas ou ne se ferment pas si mes idées et mes positions diffèrent des leurs.

- M'écoutent avec attention si j'éprouve le besoin de me confier.

Toute personne ne répondant pas à ces critères ne peut pas être mon ami, du moins sur le long terme. Que je sois bien clair : je parle ici des vrais amis, pas des potes, des collègues ou des compagnons d'une soirée. Je fréquente, heureusement, des dizaines d'autres personnes qui ont d'autres façons de voir les choses. Je les apprécie, mais elles ne seront jamais de vraies amies.

À vous de vous faire votre propre liste. D'ailleurs, il n'y a pas vraiment besoin de la faire. Si vous êtes honnête avec vous-même, vous savez très bien s'il y a oui ou non dans vos amis des personnes qui ne devraient plus l'être, qui sont là par défaut ou depuis trop longtemps pour que vous osiez remettre en cause votre amitié.

Il n'y a pas que les amis dans notre environnement social. Il y a aussi, pour ne nommer que les principaux, notre conjoint et notre famille, et avec eux aussi, il faut savoir bien s'entourer.

Concernant la famille, je ne vais pas être aussi sévère et élitiste qu'avec les amis. Comme le dit le proverbe : on choisit ses amis, mais pas sa famille. Alors, à moins d'avoir de dangereux psychopathes, des gens ultra-violents ou qui ne cessent de vous dénigrer et de vous rabaisser dans votre entourage familial, je vous conseillerai de toujours garder des liens avec vos parents, vos frères et sœurs et vos grands-parents s'ils sont toujours vivants (au moins eux, votre premier cercle, ceux avec qui vous avez grandi).

Même si vous n'avez pas ou plus grand-chose en commun, que vous avez de nombreuses divergences ou que certains membres de votre famille ne comprennent pas ou n'approuvent pas vos choix de vie, il faut passer outre et faire preuve de souplesse. Avoir un noyau familial est un socle important, voire indispensable. Combien de gens se mordent les doigts de s'être embrouillés avec leur famille pour des histoires souvent stupides et dérisoires ?

À l'opposé, je vais faire preuve de moins de tolérance en ce qui concerne votre conjoint. Si vous êtes en harmonie avec cette personne, que vous partagez un tas de choses positives, que vous êtes épanouis sexuellement, que vous avez des discussions intéressantes ensemble, qu'elle vous soutient lors des moments difficiles et vous encourage quand vous vous lancez dans un nouveau projet, alors ce que je vais dire maintenant ne vous concerne pas. Vous avez trouvé le partenaire qui vous correspond, et vous avez tout intérêt à assurer pour le conserver !

Si par contre, votre conjoint est quelqu'un de violent, vous rabaisse tout le temps, ne vous adresse la parole que pour vous demander de lui passer le sel, ne partage aucune de vos passions et pas le moindre de vos loisirs, pousse des crises de jalousie ou d'hystérie pour des broutilles ou que tout désir sexuel s'est évaporé au point de ne faire l'amour qu'une fois tous les 29 février, alors là, oui, vous devez sérieusement remettre en question cette relation. Mon objectif n'est pas de briser la paix des ménages ou d'inciter au divorce, non. Ce que je vous demande de faire est de vous poser certaines questions :

- Suis-je heureux avec cette personne ?

- Que m'apporte-t-elle de positif pour mon développement personnel et mon épanouissement ? Et réciproquement, cela ne fonctionne pas en sens unique.

- Est-ce que je reste avec elle par choix, ou est-ce par défaut, par peur de me retrouver seul(e) ou de devoir affronter les conséquences d'une séparation ?

- Si je pouvais d'un coup de baguette magique la faire disparaître et la remplacer par une autre femme ou un autre homme de mon entourage pour lequel j'éprouve une certaine attirance, que ferais-je ?

Beaucoup trop de gens se pourrissent la vie parce qu'ils craignent la séparation, parce qu'ils ont peur des *on dit* ou n'ont pas le courage de prendre des décisions difficiles, mais pourtant salvatrices. Un conjoint ne doit pas être un fardeau ou une source de problèmes. Nous connaissons tous ces hommes qui après le boulot traînent dans les bars jusqu'à pas d'heure pour retarder le moment fatidique où ils devront rentrer à la maison et affronter leur femme. Mais quelle horreur ! Quelle vie misérable ! Au lieu de se bourrer la gueule tous les soirs avec les poivrots du quartier, ne feraient-ils pas mieux de prendre leur courage à deux mains et de quitter leur femme ?

Puis il y a ceux qui subissent leur couple à cause d'une dépendance financière. C'était le cas de beaucoup de femmes il n'y a pas si longtemps que ça, à une époque où elles ne travaillaient pas, à quelques rares exceptions près. Et plutôt que de se retrouver à la rue, elles préféraient subir un mari violent, alcoolique, stupide ou inintéressant.

Mais aujourd'hui, les choses ont changé. Tout le monde ou presque travaille. Alors certes, certains sont effrayés à l'idée de passer de 5 000 euros par mois à deux à 1 200 euros tout seul, mais à un moment donné, il faut savoir ce que l'on veut : être malheureux dans le confort ou heureux dans le *dénuement* ? La réponse n'est pas si simple et évidente que ça pour autant.

Amis, famille ou conjoint, la vie est trop courte pour la passer à s'emmerder avec des gens qui ne nous intéressent pas, ne nous apportent rien, nous dénigrent, nous stressent ou nous pourrissent la vie. Alors, si l'envie de passer un bon coup de balai dans votre entourage vous titille depuis des années, n'attendez plus ! La chasse est ouverte !

3. Rêves

« Je n'établis pas de nouveaux records à battre, je modifie une certitude : ce qui était théoriquement impossible ne l'est plus. »

MIKE HORN

Vivre sans rêves est le pire scénario de vie qu'il puisse vous arriver. Ne plus croire en vos rêves signifie que vous avez abdiqué, abandonné. Votre esprit et votre cœur ont cessé de croire que tout était possible. Votre âme d'enfant s'est dissoute dans le pragmatisme d'un cerveau adulte. Résignés, vous vous contentez de subir votre vie, autoconvaincus que les rêves ne se réalisent jamais et qu'y croire n'est qu'une perte de temps. Les rêves, vous les vivez à travers les films, les séries, la vie des stars, la télé-réalité ou les réseaux sociaux. Ce n'est pas pour vous tout ça ! Les projets fous et les fantasmes sont le monopole des riches, des privilégiés et des aventuriers, et vous ne faites partie d'aucune de ces catégories de personnes.

Si vous pensez de la sorte aujourd'hui, c'est tout simplement parce que vous vous êtes laissé bouffer par le quotidien et la routine. Vous avez délaissé vos rêves, car vous vous sentez débordés. Vous ne voyez pas plus loin que la prochaine tâche ou activité que vous allez devoir accomplir : faire les courses après le boulot, préparer une tarte pour l'anniversaire du petit, rédiger l'ordre du jour de la réunion qui aura lieu demain matin, téléphoner à un ami à la pause-déjeuner, terminer votre déclaration d'impôts ou aller chercher un colis à La Poste. Bref, vous n'avez aucune vision à long terme. Et si vous ne voyez pas plus loin que le jour ou la semaine à venir, forcément, vos rêves secrets restent cantonnés au rôle que vous leur avez réservé : des fantasmes qui ne se concrétiseront jamais. C'est triste, n'est-ce pas ?

Alors comment en êtes-vous arrivés là ? Tout simplement parce que vous n'avez pas de plan, pas d'agenda, pas de deadline, pas de vision globale de votre vie. Comment voulez-vous croire en un rêve fou, par exemple faire un tour du monde ou devenir un compositeur reconnu, si vous ne voyez pas plus loin que le bout de votre journée ? Le problème, c'est que quand vous visualisez la chose dans son intégralité, vous prenez peur. Cela vous semble impossible à réaliser. « Un voyage autour du monde, mon dieu ! C'est trop compliqué ! »

Ce qui vous paralyse, c'est de voir la tâche dans son ensemble. Ça fait flipper, et c'est normal. Le secret, c'est de découper ce rêve en dizaines ou centaines de petites tâches faciles à mettre en pratique, qui mises bout à bout vous permettent d'atteindre votre objectif final sans grandes difficultés. Mais ça, nous le verrons dans la prochaine partie de ce livre. Revenons à vos rêves.

D'ailleurs, je n'aime pas ce mot. Je ne l'aime pas, car il insinue que ce qui vous fait vibrer ne se concrétisera jamais. Rêver d'un monde meilleur, rêver du prince charmant, rêver de voyager, rêver d'être riche sonne comme de simples illusions, de modestes chimères dans lesquelles on aime s'évader le temps d'un instant. Mais au fond, on n'y croit pas, on n'y croit plus. Sortez-vous ce foutu mot de la tête ! Les rêves, c'est quand on dort. Dans le monde réel, les rêves n'existent pas. Tout est une question d'envie, d'organisation et de passage à l'action. Si vous avez un *rêve*, posez-vous simplement la question de savoir comment le réaliser en pratique. Quelles actions vont me permettre de l'atteindre ? Dans la vie, tout est possible. Je sais, cette affirmation digne d'un coach en développement personnel de base transpire la démagogie. Et pourtant, pas tant que ça. Le truc, c'est qu'il faut *rêver* de façon *raisonnable*. Je veux dire, si vous êtes nul ou moyen en football, oubliez la carrière professionnelle. Vous aurez beau vous entraîner sept fois par semaine, le Réal de Madrid ou le PSG ne vous contacteront jamais. Il y a des domaines où le travail acharné ne suffit pas, des domaines où des aptitudes innées sont indispensables. C'est injuste, mais c'est la vie ! Idem si vous rêvez d'un voyage sur Mars alors que vous avez dépassé les 40 ans. D'une part, la prochaine navette en partance pour la planète rouge n'est toujours pas au point, et cela peut encore prendre quelques décennies, et d'une autre, même si le premier vol était prévu pour l'année prochaine, il y a fort à parier que l'initiateur du projet choisisse de jeunes gens âgés de 25 ans en pleine santé, n'ayant jamais fumé, bu ou été malade de toute leur vie. Si vous avez 30, 40 ou 50 ans, je doute fort que vous remplissiez tous ces critères…

À l'opposé, rêver de vivre dans un autre pays, de gagner beaucoup d'argent en montant un business, de rencontrer le grand amour ou de réussir dans un domaine artistique dans lequel vous avez un minimum d'aptitudes, n'a rien de délirant. La grande majorité des gens ont les capacités d'atteindre de tels objectifs. Pas besoin d'être Indiana Jones ou Mark Zuckerberg. Encore une fois, il est surtout question d'organisation et de passage à l'action plutôt que de chance ou de potentiel.

Alors, faites-moi plaisir, faites-vous plaisir, arrêtez de rêvasser ou de fantasmer et croyez de nouveau en vos *rêves* ! Ils doivent constituer une catégorie à part entière dans la liste des objectifs que nous allons rédiger ensemble dans la suite de ce livre. Ils le doivent, car ils seront l'un des moteurs indispensables de votre vie. Si vous avez comme objectif de réaliser l'un de vos *rêves* et que vous croyez en votre réussite, le réveil du matin prendra une tout autre saveur, je vous le garantis !

4. Projets

« Ne gaspillez pas votre temps avec les choses qui ne vous excitent pas. Trouvez vos passions et donnez-vous à fond. »

RICHARD BRANSON

Projets et rêves peuvent parfois se confondre. C'est pour cela que je vais reprendre ci-dessous quelques idées et formules que j'ai déjà employées dans la section précédente.

Une vie sans projets est une vie terne. Terne, parce que hormis accomplir vos tâches quotidiennes (aller au bureau, faire les courses, cuisiner, aller chercher les enfants à l'école, se faire un ciné, etc.), vous n'avez aucun grand but, aucun objectif digne de ce nom. Un homme qui n'a pas de projets vit un peu au jour le jour sans avoir une vision globale et à long terme de son existence. Cela signifie implicitement qu'il accepte que sa vie ne soit qu'une éternelle répétition jusqu'à la fin de ses jours.

Si beaucoup de personnes se font happer par un sentiment de déprime chronique ou plus grave, par une dépression, c'est en grande partie dû à l'absence de projets. Comment voulez-vous être épanoui, excité par la venue d'une nouvelle journée et déborder d'énergie si chacune d'entre elles n'est rien d'autre qu'une récidive de la précédente ?

La comparaison est peut-être abusive, mais vivre sans projets n'est pas si différent que de vivre en prison. Le condamné sait qu'il aura tous les jours le même emploi du temps : réveil à 7 heures, petit-déjeuner, musculation, lecture, promenade, télé et dodo. Rien d'autre ne viendra égayer ou booster sa triste existence. Bien sûr, parfois, il profitera d'un petit écart, d'un petit plaisir, légal ou illégal. Mais rien d'assez grandiose ou de transcendant pour conférer à sa vie une tout autre dimension.

Pour nous, qui sommes *libres*, c'est à peu près la même chose.

Alors, pourquoi la majorité des gens n'ont-ils aucun projet dans leur vie ?

Je dirais que cet état de fait est la conséquence de trois facteurs :

1. La peur du changement et de la nouveauté.

Je me conforte dans ma petite routine, et même si je me surprends parfois à rêver à de grandes et belles choses, la peur me pétrifie et me ramène aussitôt à ma réalité. Regardez sur Facebook par exemple. On voit souvent des posts, des articles ou des photos mettant en scène des personnes ayant accompli des actes originaux et excitants. Untel a traversé les États-Unis à moto, un autre a créé une application qui est aujourd'hui estimée à plusieurs millions d'euros, un autre encore a quitté la ville pour se bâtir la maison de ses rêves à la campagne et vivre en autonomie. Et sous chacun de ces articles, vous trouvez toujours une ribambelle de gens qui vont y aller de leurs commentaires :

« La chance, c'est aussi mon rêve ! »

« Ah, si seulement ça pouvait être moi... »

Ce type de commentaire est pathétique et détestable, car il souligne le fatalisme et l'immobilisme de leurs auteurs. Une personne qui a accompli un grand projet n'est pas une personne chanceuse. La chance n'a rien à voir dans tout cela. Cette personne s'est bougé les fesses, s'est organisée, a suivi un agenda bien précis, n'a pas eu peur d'élargir sa zone de confort et a bossé comme une malade pendant que l'autre se branlait les couilles sur son canapé.

Trop de gens s'imaginent que les grandes œuvres sont réservées à une élite ou à des veinards, ce qu'eux ne sont pas. En réalité, s'autopersuader que l'on est incapable d'accomplir un grand projet n'est rien d'autre qu'un moyen de se voiler la face en se trouvant une excuse bidon. C'est juste la trouille qui nous paralyse, rien d'autre. Alors, la prochaine fois que vous verrez un post Facebook mettant en scène une personne ayant réalisé un projet sur lequel vous fantasmez, au lieu de le voir comme un privilégié, posez-vous plutôt les bonnes questions : comment a-t-il fait ? Quelles actions quotidiennes a-t-il mises en place pour en arriver là ? Quel était son agenda ?

Un autre exemple typique est cette classe de personnes qui rabâchent à longueur de journée sur les réseaux sociaux qu'elles aimeraient faire de beaux voyages : découvrir New York, s'immerger à Pékin, se prélasser sur une plage thaïlandaise, admirer le Taj Mahal… « J'en rêve », nous disent-elles. Et pourtant, quand il s'agit de passer à l'action, de poser le projet noir sur blanc, il n'y a plus personne. Ce type de gens, en dépit de sa soif de voyages originaux, passe chaque année ses trois semaines de congés d'été dans le même camping, la même résidence ou le même village vacances. Merde ! Déjà que sa vie est routinière, il se débrouille en plus pour que ses vacances le soient aussi ! C'est un comble ! C'est d'une tristesse.

Pourquoi ces gens se bornent-ils à séjourner chaque été dans le même lieu, année après année ? Est-ce parce que cet endroit est extraordinaire ? Est-ce par manque d'argent ? Pas du tout ! La réalité est qu'ils reproduisent en vacances le même schéma qu'ils ont adopté toute leur vie durant : la sécurité. La peur du changement les condamne à une vie répétitive et sans saveur, alors que leur imaginaire divague sur de la nouveauté et de la folie. Vous savez comment finissent ces personnes ? Frustrées, jalouses, râleuses et j'en passe.

Et que l'on ne vienne pas me dire que c'est une question de pognon. Quand on peut se payer trois semaines de congés dans un centre de vacances 4 étoiles sur la Côte d'Azur ou à la Grande-Motte, on a les moyens de partir quinze jours en Thaïlande ou de s'offrir un long week-end à New York. L'idée reçue que plus c'est loin, plus c'est cher est totalement absurde et infondée. Pour vous donner un exemple, je séjourne en Malaisie au moment où j'écris ces lignes. Je suis dans un hôtel refait à neuf, avec un grand lit, une salle de bain privative, l'air conditionné, le wifi gratuit et un écran plat. Je paye 15 euros la nuit… Mon hôtel est situé au cœur du quartier touristique. Une assiette remplie de viande, de légumes et de riz coûte 3 euros dans un troquet malaisien. Un plat chinois ou thaïlandais dans les 4 ou 5 euros. Un ticket de métro dans les 50 centimes (un métro neuf et hautement plus moderne et propre que le métro parisien). Si l'on n'a pas des goûts de luxe, n'importe qui, ou presque, peut se payer des vacances à l'autre bout de la planète. Le billet d'avion est un peu cher, certes, mais son prix est rapidement compensé par le faible coût de la vie sur place.

Les gens fantasment sur une vie palpitante, mais la peur de sortir de leur zone de confort les empêche d'esquisser le moindre mouvement dans cette direction. Ne soyez pas comme eux, la vie est courte et les regrets rendent aigri.

2. La fainéantise et la procrastination.

Puis il y a celui qui a toujours plein de projets en tête. Il veut apprendre la guitare, déménager dans une autre ville, créer sa chaîne YouTube, retaper une vieille maison, voyager, organiser un événement, aller supporter son équipe à la prochaine Coupe du Monde, apprendre l'italien ou le russe, organiser un trip à Las Vegas avec sa bande d'amis...

Les idées et les intentions ne manquent pas. Sortir de sa routine ne lui fait pas peur, car il l'a déjà expérimenté maintes fois. Parler d'un projet, en avoir une vision d'ensemble et entamer les premières démarches ne l'effraie pas, il y est habitué.

Nous connaissons tous ce genre de personnalités. Bourrées d'idées novatrices, de motivation et d'enthousiasme, elles nous font chaque fois plonger dans leur nouveau délire de la semaine. Délire ? Oui, car ces gens, s'ils ne sont pas bloqués par la peur contrairement à certains, ont un autre gros problème, et pas des moindres : ils sont fainéants. Capables de passer à l'action, ils abandonnent malheureusement très vite dès que la première difficulté ou contrariété pointe le bout de son nez. L'effort et la persévérance leur font défaut, et du coup, ils préfèrent abdiquer et passer à un autre projet qui lui aussi finira dans les cartons.

Si certaines personnes sont les spécialistes attitrés de ce genre de comportements, il serait bien inopportun de les juger ou de leur jeter la pierre. Car à un moment ou à un autre, nous avons tous abandonné un projet qui nous tenait à cœur pour la seule et bonne raison que nous avons sous-estimé le travail à exécuter. Ce n'est rien d'autre que de la paresse, de la fainéantise. On veut les résultats, mais sans trop bosser. On veut la maison, mais on a la flemme de construire un mur.

Mais rassurez-vous, à part des cas cliniques, la procrastination n'est pas une maladie et encore moins une malédiction. La cause numéro 1 qui fait échouer ces personnes est une nouvelle fois l'absence d'agenda précis, l'absence de plan et de deadline, l'absence de sérieux en ayant occulté des difficultés pourtant prévisibles.

Si vous voulez organiser un voyage à Las Vegas avec vos potes, il ne suffit pas de lancer l'idée et de passer vos soirées à disserter sur les délires et les beuveries que vous allez pouvoir élaborer. Non ! Ça, ça va cinq minutes, mais arrive un temps où il faut poser un plan sur le papier (ou l'ordinateur). Qui vient ? Quelle est la date limite *d'inscription* ? Quel budget ? À quelle date on prend les billets ? Quelle période convient le mieux à tout le monde ?

Ce n'est pas rien d'organiser un tel voyage. Ce n'est pas rien, mais ce n'est pas non plus bien compliqué. Il suffit juste, une fois de plus, d'avoir un agenda et des tâches précises à accomplir au fur et à mesure que l'échéance approche. Si l'on n'a pas défini de plan, l'enthousiasme se fait rapidement étouffer par l'inaction et la motivation disparaît sous un tsunami de fainéantise.

3. L'éparpillement

On peut avoir le courage et la volonté, être un bosseur, mais parfois, ce qui nous bloque, est cette tendance à nous disperser. On se disperse parce que l'on ne sait pas trop ce que l'on veut faire. On a du mal à cerner ce qui nous fait réellement vibrer, on ne parvient pas à visualiser la vie à laquelle on aspire. Alors au fil des idées, des inspirations, des découvertes et des rencontres, on change nos plans. Par conséquent, on abandonne nos projets avant leur terme pour se plonger dans le suivant, et ainsi de suite. Le temps passe et au final, notre vie n'est qu'une succession de projets inaboutis. Je vous mets à l'aise, nous faisons tous ce genre d'erreur. Mais vient un jour, si l'on veut avoir des résultats, où il faut savoir se concentrer sur un seul projet et savoir écarter de notre esprit les pseudos nouvelles idées révolutionnaires qui sans cesse nous parasitent et nous font virer de bord.

Avoir des projets est vital. Sans projet, la vie n'a pas de sens, si ce n'est celui de survivre, se divertir et procréer, un combo (aujourd'hui) insuffisant pour les êtres éduqués, exigeants et intelligents que nous sommes.

5. Travail

Que vous soyez salariés ou indépendants, employés de bureau ou artisans, avoir un agenda et des objectifs définis demeure un impératif, du moins, si vous souhaitez évoluer et gagner plus d'argent. Sans agenda, le risque de stagner est grand.

Quand on est son propre patron, il paraît plus logique et capital d'avoir des objectifs que lorsque l'on est salarié, et notamment employé de bureau. En tant qu'indépendant, on se fixe en général des objectifs annuels : obtenir tels marché ou contrat, améliorer son service client, créer tant de nouveaux produits, augmenter son nombre de clients et son chiffre d'affaires de tel pourcentage, embaucher un salarié supplémentaire ou faire appel à un stagiaire, acquérir de nouveaux locaux ou du matériel de production, optimiser sa comptabilité pour payer moins d'impôts, s'attaquer à une cible particulière de consommateurs ou s'installer dans une nouvelle région, convertir plus de clients occasionnels en clients réguliers, etc.

Mais bizarrement, quand on est salarié, on se fout un peu d'avoir un agenda et des objectifs. Ah, si, il y a ceux que notre patron ou notre manageur nous fixe en début d'année. Mais est-ce bien suffisant ? En charge de travail, peut-être, mais en qualité d'évolution personnelle, rien n'est moins sûr. Souvent, même si cette affirmation est à nuancer, les objectifs que nous fixe notre boss visent plus à servir ses intérêts que les nôtres. Ce qu'il exige de nous n'est en fait qu'une partie des objectifs que son chef lui a fixé au préalable. Idem pour le chef de son chef et ainsi de suite jusqu'au PDG ou aux actionnaires. Mais si vous n'avez personne sous vos ordres et que vous êtes le dernier maillon de la chaîne, qui va bien pouvoir définir vos objectifs à part vous ?

« J'en ai rien à foutre, me diront certains. J'ai déjà assez de boulot comme ça et puis, de toute façon, le poste que j'occupe et le salaire que je perçois me conviennent très bien. Je n'ai besoin de rien d'autre. » Ce raisonnement est tout à fait respectable et justifié. C'est d'ailleurs celui pour lequel j'ai opté durant des années… jusqu'à me rendre compte que j'avais commis une grossière erreur. Car au bout d'un moment, si l'on bosse sans agenda ni objectifs personnels, on finit par s'emmerder, tout comme l'on finit par s'emmerder dans sa vie privée si l'on n'a aucun projet en cours d'exécution.

Ici, je ne vais pas vous parler d'objectifs chiffrés liés à votre productivité, à votre efficacité ou à un nombre de ventes à atteindre. Votre manageur le fait déjà très bien. Non, je parlerai plutôt d'objectifs *informels*, non chiffrables et moins visibles, mais qui néanmoins vous feront progresser (et donc, avoir une augmentation, plus de considération, une promotion ou un emploi du temps plus intéressant).

Ne soyez pas comme ces gens qui, formatés par la peur, la routine et la médiocrité, refusent systématiquement d'accomplir la moindre tâche sortant du cadre strict de leur mission initiale. Les *c'est pas mon boulot* sont les plaies du monde professionnel et sont souvent détestés et méprisés par leur employeur ou leur manageur, même s'ils ne leur font pas toujours sentir dans un souci de maintenir une certaine paix sociale.

Il s'agira de prendre des initiatives, de sortir de la piste plutôt que de suivre les consignes à la lettre. Il s'agira par exemple de discuter avec des personnes qui ne travaillent pas directement avec vous pour élargir votre réseau dans la boîte, de proposer une réunion de service afin de partager une nouvelle idée avec vos collègues et votre chef, de développer votre capacité à manager en vous *faisant la main* sur le petit stagiaire, de *vendre* à votre manageur un déplacement chez un client ou une formation que vous aimeriez suivre, de créer des outils visant à améliorer l'efficacité ou la convivialité du service alors que l'on ne vous a rien demandé. (Si vous êtes doués en informatique et en codage, proposez la refonte d'une application intranet. Si vous avez de bonnes connaissances en marketing, proposez de créer et gérer la page Facebook ou le compte Twitter de la société s'ils sont inexistants. Si vous pratiquez le yoga ou la méditation à un bon niveau, organisez une séance pour vos collègues dans une salle de réunion, etc.)

Vous pouvez aussi concevoir de nouveaux indicateurs sur l'activité de votre service ou de votre entreprise et proposer à votre manageur d'en faire un reporting hebdomadaire.

À un autre niveau, vous pouvez vous fixer des objectifs plus sociaux, comme de ne plus critiquer un collègue en son absence, retravailler vos e-mails pour qu'ils soient plus conviviaux et moins directifs, ne plus avoir peur de discuter avec le PDG quand vous le croisez à la machine à café, sympathiser avec la femme ou l'homme de ménage, demander à passer le Brevet National de Premiers Secours aux frais de la société, noter sur votre agenda les dates d'anniversaire de tous vos collègues afin de ne pas oublier de le leur souhaiter, initier la création d'un afterwork, lancer les invitations, trouver le lieu et fixer une date régulière (tous les premiers mercredis du mois, par exemple), etc.

La liste est longue, à vous d'établir celle qui correspond le mieux à votre personnalité et à la culture d'entreprise de votre boîte.

6. Loisirs et Développement Personnel

« Le jour où je n'aurai plus l'envie de découvrir, je sais que la mort suivra de prés. »

GERARD DEPARDIEU

Si loisirs et développement personnel se trouvent dans la même rubrique, c'est parce que contrairement à ce qui est communément admis par une majorité, se divertir n'est pas synonyme de s'abrutir. Dans ce livre, nous parlons d'organiser ou de réorganiser sa vie dans le but de gagner en efficacité, de progresser et d'atteindre ses objectifs. Par conséquent, quand je fais référence aux loisirs, je n'inclus pas toutes ces activités passives et/ou abêtissantes auxquelles nous consacrons encore beaucoup trop de notre temps : regarder la télévision, écouter en boucle les infos, jouer des heures durant à des jeux vidéo, faire défiler les fils d'actualité des réseaux sociaux sur lesquels nous sommes inscrits ou mater des vidéos rigolotes avec des chats sur YouTube.

Non, je fais allusion ici à des loisirs qui améliorent nos capacités cognitives, boostent notre confiance en nous, enrichissent notre culture personnelle et nous rendent aux yeux des autres plus intéressants. Quelqu'un qui lit des livres aura des sujets de conversation plus passionnants et plus diversifiés que celui qui consacre ses soirées à des émissions de télé-réalité. Et si vous êtes une personne intéressante, vous attirerez à vous d'autres personnes intéressantes. N'est-ce pas ce que nous voulons tous ? Qui a envie d'être entouré de gens dont les discussions ne tournent qu'autour de leur petite personne ou du dernier fait-divers bien glauque qui a bouleversé le pays ? Personne, du moins pas vous. Le fait que vous soyez en train de lire ce livre en est la preuve.

Être curieux, dans le bon sens du terme, je ne parle évidemment pas de se mêler des histoires des autres ou de ragoter, développer son sens critique, ouvrir son esprit à de nouveaux paradigmes, se former et développer ses connaissances tout au long de sa vie sont indispensables à quiconque veut s'organiser une vie passionnante, productive et dotée de sens. Qui plus est, passer son temps sur son canapé à regarder la télévision ou checker les alertes sur son smartphone nous rend dépressifs, tristes, nerveux, démotivés, mous, pessimistes, cruches et j'en passe.

Voilà pourquoi, si vous êtes décidés à changer votre vie, il est de votre devoir de trouver (ou retrouver) des loisirs qui à la fois vous divertissent, vous amusent, vous plaisent et améliorent vos performances et vos capacités dans quelque domaine que ce soit.

N'oubliez pas : des loisirs constructifs et intelligents vous permettront de progresser de manière significative. Ne les prenez pas à la légère !

7. Les Obligations du Quotidien ou Corvées

Cette catégorie d'objectifs est, je vous l'accorde, la moins excitante de toutes. Elle regroupe l'ensemble des tâches pénibles, rébarbatives et urgentes (mais non importantes) auxquelles nous ne pouvons nous soustraire. Enfin, si, on peut s'y soustraire, mais les conséquences désastreuses qui en découleraient auraient un impact très négatif sur l'accomplissement de nos tâches importantes.

Par obligations du quotidien, je fais référence à l'ensemble de ces tâches ennuyeuses que sont faire la vaisselle ou les courses, remplir sa déclaration d'impôts, effectuer un virement pour payer son loyer, prendre rendez-vous avec un médecin pour faire un check-up, changer son forfait mobile pour en prendre un plus avantageux, changer une ampoule, aller chercher un colis à La Poste, faire le ménage, réserver une chambre d'hôtel, repasser ses chemises, etc.

Trop souvent, nous négligeons ces actions du quotidien, dont la tentation de les repousser au lendemain est immense, du fait de leur caractère non important. Le problème, c'est que la non-réalisation de ces tâches, aussi anodines soient-elles, peut avoir sur nous des répercussions bien plus catastrophiques que l'on pourrait l'imaginer.

Le premier impact négatif est la pollution de notre esprit. Je m'explique : quand on sait que l'on doit remplir et envoyer sa déclaration d'impôts et que l'on traîne à le faire, notre cerveau va nous rappeler chaque jour que nous avons cette tâche à accomplir. En la reportant, je me stresse et me culpabilise, mobilisant ainsi les ressources de mon corps sur un problème qui n'en est pas un. Et si à cette déclaration d'impôts j'ajoute un tas d'autres tâches subalternes dont je décale sans cesse l'exécution, je maintiens mon cerveau dans un état d'ébullition et de malaise permanent. Dans ces conditions, je ne suis plus mentalement en mesure de me consacrer à mes vrais objectifs, à mes tâches importantes et mes projets de vie. Un esprit focus, sain et libéré de toute pollution est indispensable à qui veut entreprendre de grandes choses.

Le deuxième impact négatif est ce que j'appelle la démotivation visuelle. Par exemple, si vous êtes du genre à laisser s'accumuler la vaisselle dans l'évier (je sais de quoi je parle, j'en étais le spécialiste fut un temps), chaque fois que vous entrerez dans la cuisine et jetterez un œil à cet amas d'assiettes dégueulasses, votre cerveau va vous envoyer le message suivant : « Tu es un paresseux ! Un bon à rien ! Tu ne te respectes pas, bordel ! Et en plus, c'est sale et ça commence à puer ! Tu n'as pas honte ? » Et ce n'est pas tout : quand vous ferez la cuisine à côté de ce tas d'ordures, parce que c'est le mot, vous transformerez cette activité qui peut s'avérer plaisante et récréative, en une corvée supplémentaire.

Idem pour le courrier (ou les e-mails). Quand vous prenez vos lettres, les ouvrez et les laissez ensuite traîner sur la table de la salle à manger sans y avoir répondu, un sentiment de démotivation s'emparera de vous. C'est comme pour la vaisselle : chaque fois que vous verrez ces lettres ouvertes, votre subconscient vous rappellera que vous avez une action à entreprendre : y répondre ! Et plus vous laissez les jours passer, plus le stress et le sentiment d'impuissance grossissent. La vaisselle sale + le courrier en attente + la déclaration d'impôts qui traîne alors que l'échéance approche + une dizaine d'autres tâches du même acabit et vous voilà bon pour l'hôpital psychiatrique ! Et vous savez ce qu'il se passe quand on laisse en suspens un tas d'actions ? On perd son énergie et sa motivation, on se décourage et résultat, plutôt que de s'attaquer à ce qui s'est transformé en une montagne, on préfère esquiver et aller faire une sieste ou allumer la télé. Le cercle vicieux est lancé, en sortir va s'avérer compliqué.

Alors que faut-il faire ? Vous le savez, toujours pareil : avoir un agenda et s'y tenir. Si vous avez programmé de faire votre déclaration tel jour à telle heure, votre esprit sera apaisé. Il n'y pensera plus jusqu'à que le jour dit arrive puisqu'il sait que c'est prévu, programmé. C'est aussi simple que ça. En revanche, si vous savez que vous devez remplir votre déclaration dans le mois qui arrive, mais que vous n'avez pas de date fixe, c'est la panique à bord ! Concernant le courrier, une petite astuce : ne l'ouvrez pas si vous n'êtes pas décidés à le traiter immédiatement. Si vous prévoyez dans votre agenda de vous en occuper le week-end prochain, par exemple, alors ne l'ouvrez qu'à ce moment-là. Vous vous éviterez une pollution visuelle supplémentaire.

Le troisième impact négatif, et non des moindres, est la complication. Une simple tâche sans importance et facile à exécuter s'est soudainement transformée en un monstre incontrôlable parce que vous ne l'avez pas traitée à temps. Je suis persuadé que vous avez compris de quoi je parle et qu'à cet instant vous vient à l'esprit une anecdote à ce sujet. Mais pour ceux qui ne saisiraient pas, laissez-moi vous donner deux illustrations classiques :

Le premier exemple n'est pas des plus drôles, mais il est indispensable de l'évoquer :

Vous avez une multitude de grains de beauté répartis sur tout le corps. C'est mignon, ça vous donne un certain charme, mais vous savez comme moi qu'il est essentiel de se faire ausculter par un dermatologue à intervalles réguliers (tous les deux ans, à peu près). On ne sait jamais. Ce qui était bénin un jour, peut ne plus l'être un autre. Vous le savez, mais vous avez eu la paresse de prendre un rendez-vous. Vous avez reporté l'échéance, vous êtes dit que ce n'était pas si urgent que ça, ne l'avez noté nulle part sur votre agenda (car vous n'en avez pas), jusqu'à finir par l'oublier. Un beau jour, vous découvrez que cela fait cinq ans qu'aucun dermatologue ne vous a ausculté. Un peu paniqué, vous prenez rendez-vous. Et là, vous connaissez la suite : le médecin vous diagnostique une grave maladie et vous annonce que si vous étiez venus le voir six mois ou un an plus tôt, un traitement préventif vous aurez sauvé la mise.

Dans un autre registre, beaucoup moins dramatique cette fois :

Vous avez oublié de payer votre facture de téléphone. En représailles, votre opérateur a bloqué votre ligne. Et comme par hasard, vous décelez la sanction au pire des moments : vous avez un rencard avec une superbe jeune femme ou un beau jeune homme et une fois arrivé sur le lieu où vous aviez convenu de vous retrouver, vous vous apercevez qu'il y a eu une mésentente. En relisant vos derniers échanges, vous comprenez que votre peut-être futur(e) partenaire vous attend dans un bar à l'autre bout de la ville. L'idiot ! Vous ne saviez pas que deux bars portaient le même nom.

Devant l'impossibilité de la joindre, eh oui, votre téléphone est bloqué, vous décidez, paniqué et énervé, de vous rendre à l'autre bar. Sauf que le temps d'y arriver, votre rendez-vous s'est volatilisé, pensant que vous lui aviez posé un lapin.

Une fois chez vous, vous perdez deux heures au téléphone à essayer de joindre un conseiller pour qu'il vous débloque votre forfait après paiement. Quand enfin tout rentre dans l'ordre, vous recontactez votre dulcinée, qui, vexée, refuse catégoriquement de vous répondre. Voilà comment transformer une soirée prometteuse en un cauchemar frustrant et stressant. Il aurait pourtant suffi de noter « Payer téléphone » sur votre agenda… C'est con, non ?

La frontière entre travail, loisir, rêve, projet est parfois mince, voire inexistante. Pour reprendre l'exemple atypique du tour du monde, il est à la fois un projet et un rêve. Il peut également devenir un travail si durant votre voyage vous prévoyez de développer une activité. Voyager est aussi un loisir, et si l'on pousse encore plus loin, on pourrait affirmer qu'il est bon pour la santé mentale de découvrir ce qu'il se passe en dehors de son propre monde.

Ne vous focalisez pas sur ça. Peu importe dans quelle catégorie vous classez telle ou telle tâche ou activité. Ce qui est important est la façon dont vous allez l'accomplir et la mener à son terme.

PARTIE II : LA RÉALISATION DE VOTRE AGENDA

1. La Liste de vos Envies

« Il se produit quelque chose de particulier quand les individus couchent leurs engagements sur le papier : ils se conforment à ce qu'ils ont écrit. »

ROBERT CIALDINI

Maintenant que nous avons passé en revue les 7 Piliers de Vie, je vais vous demander de… les oublier. Du moins, pour quelque temps.

La première étape sur laquelle nous allons nous concentrer va consister à lister l'ensemble de vos objectifs, de vos désirs, de vos obligations, de vos passions, de vos rêves, des mauvaises habitudes que vous voulez perdre, des bonnes habitudes que vous voulez adopter, des activités que vous aimeriez pratiquer, des tâches que vous repoussez sans cesse à demain, etc.

Il va s'agir de lister tout ce qui vous passe par la tête, de vider votre esprit et votre cœur sur une feuille blanche, sans vous autocensurer, sans vous fixer de limites *raisonnables*. La question pour le moment n'est pas de savoir si vous êtes capables de le faire ou si vous en avez le cran, non, il faut juste vous contenter de l'écrire.

L'élaboration de cette liste ne doit pas être bâclée. Si vous savez déjà ce que vous voulez dans la vie, deux ou trois séances d'écriture devraient suffire. A contrario, si vous ne vous êtes jamais penchés en profondeur sur le sujet, cela risque de prendre plus de temps. C'est à vous de juger quand votre liste sera terminée. Vous et vous seul. Mais je vous préviens : cette liste ne sera qu'un premier jet et vous serez forcément amenés à la modifier au cours des semaines, des mois et des années à venir. Un agenda et ses objectifs de vie ne sont jamais figés, ils évoluent avec vous.

Avant de commencer à gratter, je vous déconseille formellement d'entreprendre ce travail à votre domicile, devant votre ordinateur ou au bureau, entre deux coups de téléphone. Le fait de vous retrouver entre vos quatre murs habituels risque d'avoir un impact sur ce que vous allez écrire. Pour libérer votre esprit, et pourquoi pas votre créativité, je vous recommande de vous poser à la terrasse d'un café ou dans un parc. Aussi, ne commencez pas à faire votre liste alors que vous avez un rendez-vous ou une obligation une heure, deux heures ou trois heures plus tard. Non, assurez-vous que vous n'avez rien d'autre à faire et que la seule personne en mesure de vous interrompre, c'est vous.

Également, je vous conseille d'effectuer cet exercice sur un carnet ou une feuille blanche. Oubliez le clavier de votre ordinateur ou le bloc-notes de votre smartphone qui ne sont pas adaptés à ce type de travail. Et si ça peut vous aider à libérer le flot, buvez une bière ou un verre de vin !

Pour inspirer ceux d'entre vous qui seraient en manque d'idées ou ne comprendraient pas tout à fait ce que j'attends d'eux, je vous ai dressé un exemple de liste qui pourrait être la mienne, la vôtre ou celle de n'importe qui d'autre. Une fois de plus, comme je le disais, on oublie les catégories et la structure. Tout est jeté en vrac, comme ça vient.

Objectif majeur ou tâche anodine, on s'en fout, on note ! Aucune hiérarchie, aucune logique ! On est dans la spontanéité.

Précision : certains des objectifs énumérés ci-dessous peuvent paraître contradictoires par rapport à d'autres, mais ne vous formalisez pas là-dessus, c'est volontaire. Le but est avant tout de vous donner un éventail le plus large possible de ce que pourrait être votre liste d'objectifs, tenant compte du fait que les situations professionnelles ou amoureuses, par exemple, diffèrent d'un individu à un autre.

Ma liste d'objectifs :
- Passer un week-end en amoureux à Venise
- Changer de boulot
- Organiser un apéro avec les potes du badminton
- Arrêter de manger dans les fast-food
- Prendre des cours de guitare
- Lire des livres en anglais
- Écrire un roman policier
- Téléphoner plus souvent à mes parents
- Me réconcilier avec Justine
- Voyage au Brésil
- Voyage au Népal
- Lister les dates d'anniversaire de tous mes proches pour ne pas oublier de le leur souhaiter
- Voir Ed Sheeran en concert + Phil Collins + Placebo + Pascal Obispo

- Réserver les billets pour la prochaine Coupe du Monde de football
- Arrêter de fumer
- Calmer l'alcool
- Manger plus de légumes, moins de viande
- Lire Victor Hugo et Michel Houellebecq
- Passer moins de temps sur Facebook
- Arrêter de fréquenter Kevin et ses potes
- Me débarrasser de ma télé
- Faire la vaisselle de suite après chaque repas
- Faire mes courses au marché le week-end
- Arrêter de claquer mon fric dans des choses inutiles
- Poser un congé sabbatique pour faire un grand voyage
- M'acheter de belles chaussures et de belles chemises (et à la bonne taille !)
- Aller voir mamie
- Prendre des cours d'anglais
- Proposer au boss d'organiser un restaurant avec le service
- Arrêter de parler politique avec les personnes que je ne connais pas, ça finit toujours mal et ça ne mène à rien
- Faire un tri dans la penderie et jeter ou donner tous les habits que je ne mets plus
- Passer quelques jours au bord de la mer
- Prendre le vélo pour aller au bureau
- Aller courir au minimum deux fois par semaine

- Me raser tous les matins sans exception
- Changer mon forfait Internet, prendre moins cher
- Apprendre à faire un tiramisu
- Ne plus être salarié et créer mon propre business
- Vivre en Thaïlande
- Lire un livre de développement personnel chaque mois
- Me renseigner sur le fonctionnement de la bourse et comment investir
- Fermer mon compte courant et ouvrir un compte chez une banque en ligne
- Prendre rendez-vous chez le dentiste pour un check-up (+ faire un détartrage)
- Faire mes cadeaux de Noël en novembre (au lieu d'attendre le 24 décembre comme chaque année)
- Changer de coupe de cheveux
- Voir New York
- Arrêter de mater du porno sur Internet
- Ne plus m'endormir avec mon smartphone sous l'oreiller
- Faire un jeûne de 24 heures (depuis que j'en entends parler, je dois tester)
- Acheter un extracteur de jus
- Offrir des fleurs à ma copine sans attendre une occasion spéciale
- Prendre un abonnement cinéma (j'y vais souvent, ça me coûte trop cher)
- Aller voir un opéra

- Visiter le Louvre
- Prendre des nouvelles de Philippe
- Nettoyer les vitres de la salle à manger
- Gagner 5 000 euros par mois
- Faire pousser des tomates sur le balcon au printemps prochain
- Désinstaller Tinder de mon téléphone et privilégier les rencontres dans les soirées
- Inviter papa au resto
- Voir gynéco pour changer de pilules (trop d'effets secondaires)
- Poser un ultimatum à Mathieu : s'il refuse toujours que l'on vive ensemble, je le quitte (marre de ces mecs qui ont peur de s'engager et ne savent pas ce qu'ils veulent)
- Prendre rendez-vous avec les RH pour me renseigner sur la mobilité interne
- Créer une chaîne YouTube consacrée au yoga et à la méditation
- Boire plus d'eau – arrêter le soda
- Manger des fruits et légumes quand c'est la bonne saison
- Penser à utiliser mes chèques-cadeaux du boulot avant qu'ils ne soient périmés
- Descendre un week-end à Nice pour aller voir David
- Toujours utiliser des préservatifs, quels que soient les circonstances ou le partenaire
- M'inscrire à un club de gym
- Me préparer des salades pour le déjeuner au lieu de m'acheter des sandwiches au snack

- Organiser un poker à la maison
- Sauter en parachute
- Plus de plantes à la maison
- Participer à la fête des voisins
- Courir le prochain semi-marathon de Marseille
- Perdre 5 kilos
- Arrêter de gaspiller mon fric dans les jeux à gratter
- Séjourner 3 mois en Australie pour perfectionner mon anglais
- Refaire mon CV + une version en anglais (demander à Greg de m'aider)
- Refaire la tapisserie de la chambre
- Ne plus fumer à l'intérieur
- Muscler mes jambes
- Me renseigner sur les formalités à accomplir pour devenir auto-entrepreneur
- Devenir bénévole pour la SPA
- Mettre en vente sur Le Bon Coin toutes les affaires dont je n'ai plus besoin
- Dire plus souvent à Jessica qu'elle est belle et que je l'aime
- Éliminer tous les radins de mon entourage
- Acheter un nouvel ordinateur
- Trouver une ferme qui vend ses produits aux particuliers
- Expliquer à maman comment fonctionnent WhatsApp et Gmail sans m'énerver
- Arrêter de prendre des antibiotiques pour un oui ou pour un non

- Organiser une grande fête pour mes 30 ans
- Trouver des cours du soir pour apprendre les bases de la photographie
- Parler à la fille du quatrième étage la prochaine fois que je la croiserai dans l'ascenseur
- Créer un compte sur LinkedIn
- Proposer une animation pour le séminaire de la boîte en novembre prochain
- Quand je suis dans la voiture, écouter des podcasts ou des livres audios instructifs plutôt que de me passer les infos en boucle
- Organiser une randonnée en montagne
- Passer mon brevet de secouriste
- Cuisiner avec du gingembre, du curcuma et de l'ail (bon pour la santé !)
- Ne plus acheter de plats préparés
- Pratiquer un art martial
- Apprendre à faire un nœud de cravate
- Déménager dans un autre quartier
- Dire à Christophe que je veux avoir un enfant avec lui
- Contrôler ma jalousie
- Reconnaître quand j'ai tort
- Acquérir un beau tableau pour décorer ma chambre
- Me coucher avant minuit en semaine
- Acheter une brosse à dents électrique + dentifrice naturel sans fluor

- Prendre des cours de salsa ou de bachata
- La prochaine fois qu'on sort boire un verre avec les potes, proposer un nouveau bar à la place de l'habituel
- Tester un resto sénégalais
- Me renseigner sur la rupture conventionnelle
- Apprendre à dire NON quand je ne veux pas faire un truc
- Emmener les enfants au Parc Astérix (depuis le temps que je leur ai promis !)
- Mettre en pratique les conseils promulgués par le livre que j'ai entre les mains

Et ainsi de suite… Je crois que j'ai fait le tour, vous avez compris de quoi il en retourne.

À vous s'offrent deux choix : continuer la suite de ce livre une fois votre liste terminée ou la poursuivre dans la foulée sans avoir encore couché vos objectifs sur papier. Il n'y a pas de règles, une fois de plus, c'est vous qui décidez, c'est vous qui vous connaissez le mieux.

Certaines personnes préfèrent fonctionner étape par étape en marquant des pauses d'action et de réflexion, d'autres ont besoin d'avoir une vision d'ensemble et de connaître l'intégralité du programme avant de le démarrer. Alors, selon que vous apparteniez à la première ou à la seconde catégorie, je vous dis : « À la semaine prochaine ! » ou « À tout de suite ! »

Maintenant, c'est à vous de jouer !

2. Tri et Classement

« Au fond, est-ce que ranger ça ne revient pas un peu à foutre le bordel dans son désordre ? »

PHILIPPE GELUCK

Voilà, c'est fait, vous avez votre liste. À présent, vous allez faire un peu de classement. Et cette fois-ci, je vous invite à vous servir de votre ordinateur pour tout organiser. L'écriture manuelle, c'est parfait pour la créativité, mais quand il s'agit de classer des données, mieux vaut repasser en mode informatique.

Fini la récréation, maintenant, on va bosser un peu ! Pour ceux que j'entends déjà ronchonner, n'oubliez pas que tout changement positif, majeur et durable ne peut survenir sans un minimum de travail, d'implication et de réflexion. À un moment donné, il faut savoir ce que l'on veut : subir sa vie et pleurnicher, c'est facile et immédiat, ou la reprendre en main et accomplir de grandes et belles choses, mais cela nécessite de se sortir les doigts du cul. Rien ne vous tombera du ciel, soyez-en certain ! Si vous misez sur la chance pour atteindre vos objectifs, vous vous trompez lourdement. Ce que l'on définit comme de la chance n'est en réalité dans 99 % des cas qu'une récompense indirecte du fruit de nos actions. La chance sourit aux audacieux, a-t-on coutume de dire, et c'est vrai. Pour rappel, voici la définition que l'on donne à l'audace : tendance à oser les actions difficiles, acte qui brave les goûts dominants. Autrement dit, tout le contraire de se tourner les pouces devant sa télévision en attendant que l'alignement des planètes nous apporte bonheur et réussite par le biais d'une étoile filante.

Mon ambition n'est pas de vous engueuler ou de vous culpabiliser, mais de m'assurer que vous êtes réellement décidés à passer à l'action et à vous impliquer. Si vous n'êtes pas dans cet état d'esprit, ne perdez pas votre temps à poursuivre la lecture de ce livre. Pour les autres, on continue !

Ouvrez un tableau Excel ou un fichier Word (ou tout autres logiciel ou application que vous jugerez adéquat pour effectuer cette opération. L'essentiel est de choisir l'outil avec lequel vous vous sentez le plus à l'aise).

Créez 7 colonnes (Excel) ou paragraphes (Word) et nommez-les selon les 7 Piliers que nous avons définis dans la première partie de ce livre :

1. Sport et Alimentation, Hygiène de Vie
2. Vie Sociale
3. Rêves
4. Projets
5. Travail
6. Loisirs et Développement Personnel
7. Les Obligations du Quotidien ou Corvées

Vous l'avez compris, il va maintenant falloir classer les actions que vous avez listées dans la bonne rubrique, histoire d'y voir plus clair et d'avoir une vue d'ensemble. Comme je vous l'ai déjà dit, ne vous prenez pas la tête si vous ne savez pas dans quelle catégorie ranger tel ou tel tâche ou objectif. Pour certains, cela sautera aux yeux (S'inscrire au club de gym est à classer dans *Sport et Santé*), mais pour d'autres, cela apparaîtra moins évident (Changer de boulot cadre aussi bien avec la rubrique *Travail* qu'avec la rubrique *Projets*). Faites comme vous le sentez, cela n'a que peu d'importance, à condition bien sûr de ne pas faire non plus n'importe quoi et d'associer Laver les vitres avec le *Développement Personnel*, par exemple. Quoique cela puisse porter à débat…

Je vous charrie un peu, je sais très bien que vous avez saisi le principe.

Une fois que vous avez tout classé, éliminez les doublons s'il y en a et regroupez, à l'intérieur de chaque catégorie, les objectifs et les tâches faisant partie d'un même ensemble. Ainsi, si l'on se réfère à la liste que je vous ai donnée en illustration un peu plus haut, je vais regrouper Acheter une brosse à dents électrique et Faire un check-up chez le dentiste, deux actions que j'ai classées dans la rubrique *Sport et Santé* et qui concourent au même objectif/résultat : avoir des dents en bonne santé.

Attention, quand je dis regrouper, je veux dire déplacer les cellules Excel ou faire un couper-coller sur Word afin que les deux actions soient visuellement l'une à la suite de l'autre. Rien de plus. Ne supprimez pas

Acheter une brosse à dents électrique et Faire un check-up chez le dentiste pour les remplacer par Avoir des dents en bonne santé. Bien que nous nous attaquerons à un indispensable travail de synthèse un peu plus tard, il est important de conserver en détail tout ce que vous avez écrit, sous peine de l'oublier. Une mémoire, ce n'est pas infaillible ! Sur ce coup-là, préférez vous en remettre à votre ordinateur. Petite digression au passage, qui n'en est pas totalement une : quand une idée vous vient à l'esprit, qu'elle soit révolutionnaire, farfelue ou banale, que vous soyez en soirée, en train de faire les courses ou dans le métro, ne faites pas l'erreur que je faisais quelques années auparavant : notez-la immédiatement, sans attendre. Pas dans cinq minutes ou en rentrant à la maison, non, MAINTENANT ! Sur un calepin ou sur votre smartphone, peu importe, mais enregistrez l'information. Faire confiance à sa mémoire est une erreur qui peut vous coûter cher, croyez-moi.

Vous avez terminé le classement ? OK, parfait ! Vous venez de faire un grand pas vers la reprise en main de votre vie. Félicitations !

3. Synthèse et Définition de vos Grands Objectifs

Vous allez maintenant ouvrir une nouvelle page Word ou un nouvel onglet Excel (ne créez pas un nouveau fichier Excel, tout doit être accessible sur un même document). Comme précédemment, vous allez créer 7 colonnes ou paragraphes que vous allez nommer en fonction… des 7 Piliers de Vie, bien entendu.

Après avoir fait du classement et mis de l'ordre dans tout ce foutoir d'idées, nous allons synthétiser. Le but est d'avoir une vision claire, concise et globale de vos objectifs. Vous revenez sur le précédent tableau où vous avez tout listé et, rubrique par rubrique, vous essayez d'en extraire les grandes idées en fonction des tâches que vous avez énumérées.

Par exemple, si j'ai noté : Prendre des cours d'anglais, Lire des livres en anglais, Faire un séjour linguistique en Australie, je vais retenir comme objectif final et global : Parler couramment anglais.

Si j'ai noté : Faire mes courses au marché, Manger plus de légumes, Arrêter les plats préparés et le soda, Cuisiner des salades au lieu de me prendre un sandwich, Planter des tomates sur mon balcon, Acheter un extracteur de jus... je vais retenir comme objectif final : Manger sainement.

Si j'ai noté : Changer de boulot, Me renseigner sur les statuts de l'auto-entrepreneuriat, Prendre rendez-vous avec les RH à propos de la rupture conventionnelle... je peux retenir comme objectif final : Quitter le salariat ou Devenir indépendant.

Niveau vie sociale, en recoupant : Appeler mamie, Me réconcilier avec Justine, Appeler plus souvent mes parents, Inviter papa au restaurant, Organiser un apéro avec les potes du badminton, Proposer un nouveau bar à mes amis, Organiser un poker à la maison, Emmener les enfants au Parc Astérix... je vais en extraire : Faire preuve de plus de leadership et Prendre soin de ma famille.

Pour les Loisirs et le Développement Personnel, en réunissant : Lire Victor Hugo et Michel Houellebecq, Visiter le Louvre, Me débarrasser de ma télé, Passer moins de temps sur Facebook, Aller voir un opéra, Lire un livre de développement personnel chaque mois... je résumerais par : Me cultiver ou Améliorer ma culture personnelle ou encore, si l'on prend la chose en sens inverse : Arrêter de m'abrutir.

Si l'on se penche sur les Tâches du Quotidien comme : Laver les vitres du salon, Changer de banque et de forfait téléphonique, Ne plus acheter de jeux à gratter, Prendre un abonnement cinéma pour faire des économies, Faire la vaisselle après le repas, Ne plus fumer à l'intérieur, Acquérir un beau tableau pour décorer ma chambre... on en tirerait : Ne plus jeter l'argent par les fenêtres et Vivre dans une maison propre et agréable ou pourquoi pas, Faire des économies et Me sentir bien chez moi.

Et ainsi de suite. Cependant, concernant certaines missions que vous avez notées et qui à elles seules représentent déjà un projet majeur et ambitieux, ne cherchez pas à les fondre dans un nouvel ensemble, gardez-les telles quelles. Dans la liste que je vous ai concoctée en exemple, il s'agirait, entre autres, des objectifs suivants : Prendre un congé sabbatique pour faire un grand voyage, Arrêter de fumer, Vivre en Thaïlande ou me Séparer de mon copain. Vous en conviendrez, il ne suffira pas de passer un simple coup de fil pour accomplir de tels objectifs.

Une fois ce travail achevé, reportez vos objectifs globaux/finaux dans le second tableau que vous venez de créer en respectant les bonnes catégories ou Piliers de Vie. Finalement, vous avez une copie du premier tableau, mais dans une version nette et synthétisée. Je pense que vous le savez, mais au cas où : ne supprimez surtout pas le premier tableau !

Normalement, vous devriez avoir entre 7 et 20 Grands Objectifs. Si vous en avez moins, c'est que vous n'avez pas complété les 7 Piliers de Vie. Ne vous inquiétez pas, il n'y a pas d'obligation. Si vous n'avez rien trouvé à glisser dans l'une ou plusieurs de ces catégories, c'est que tout roule déjà pour vous dans ces domaines et qu'il n'y a rien à changer ou à améliorer pour le moment. Si cela venait à évoluer, il vous suffirait simplement de greffer vos nouveaux objectifs dans votre agenda. Rien de bien compliqué. Si par contre vous en avez plus de 20, sachant que 20 est déjà un nombre très ambitieux, c'est soit que vous n'avez pas assez synthétisé, et je vous invite à le faire de nouveau sans plus tarder, soit que vous vous êtes un peu trop enflammés.

Vous allez alors me dire : « Mais tu nous as dit de ne pas nous poser de limites et de tout balancer… Je comprends plus rien ! » OK, je plaide coupable, c'est votre droit le plus strict d'avoir plus de 20 Grands Objectifs et vous pouvez les conserver si vous les estimez tous dignes d'intérêt. Le seul hic, c'est que… j'ai peur qu'en ambitionnant un trop grand nombre de projets d'un seul coup, vous finissiez par vous décourager, dépassés par l'ampleur de la besogne. Je vous propose donc de couper la poire en deux : vous en retirez quelques-uns jusqu'à tomber dans une moyenne autour de 15 et les réintégrerez à votre plan de vie dans les semaines, les mois ou les années à venir, à la condition toutefois que vous maîtrisiez parfaitement la gestion de votre agenda et que vous ayez déjà progressé dans vos autres objectifs, voire mieux, que vous les ayez finalisés. C'est bon, on fait comme ça ? Parfait !

4. Objectifs de Vie et Objectifs Concrets

« Je ne suis pas le produit des circonstances. Je suis le produit de mes décisions. »

STEPHEN COVEY

À présent, nous allons encore faire un peu de découpage. Vous allez prendre la liste de vos Grands Objectifs et vous allez la scinder en deux. Dans le premier groupe, vous allez placer ce que j'appelle vos Objectifs de Vie, c'est-à-dire les projets qui englobent une multitude de comportements et d'habitudes à prendre ou à abandonner. Ils sont des Objectifs de Vie, car ils n'ont ni début ni fin. Ils représentent une façon de vivre, une attitude, une mentalité.

Dans le second groupe, vous allez mettre les objectifs plus concrets et chiffrables, les projets qui impliquent de votre part un investissement et un travail précis. Ces projets ont un début et une fin. Une fois que vous les avez accomplis, vous ne pouvez plus revenir dessus. Ils seront vos réalisations, votre œuvre ou… vos échecs. (Oui, le mot est dur à entendre, mais les échecs font partie de la vie. J'en ai eu et j'en aurai d'autres, vous en avez eu et vous en aurez d'autres. C'est comme ça que l'on progresse.)

Une nouvelle fois, pour être certain d'avoir été intelligible, je vais vous donner deux exemples :

Le projet Manger plus sainement serait à classer dans la première catégorie, celle des Objectifs de Vie. Pourquoi ? Parce que manger sain est une attitude et un ensemble d'actions que vous devrez suivre tout le long de votre vie. Ce projet n'a pas de fin en soi et n'est pas chiffrable ou (difficilement) mesurable (excepté si vous aviez une tension trop élevée, des problèmes de surpoids, de digestion ou de cholestérol par exemple et que vous vous rendez compte que vos changements alimentaires ont permis d'améliorer votre état de santé).

Imaginez qu'un an après avoir décidé de manger sainement, vous faites le bilan et observez que vous avez globalement atteint votre objectif : vous mangez des fruits et des légumes tous les jours, vous vous êtes remis à cuisiner et n'achetez plus ou que très rarement des plats préparés, vous buvez régulièrement des jus frais, vous avez diminué votre consommation de viande et quand vous en achetez, elle est bio, locale et d'excellente qualité, etc. À ce moment-là, vous n'allez pas vous dire : « OK, cool, j'ai atteint mon objectif. Maintenant que c'est fait, je peux me remettre à bouffer au McDo, à remplacer les fruits par des yaourts et les légumes par des plats de pâtes arrosées de ketchup. » Non, cela n'aurait aucun sens. Voilà pourquoi, quand je parle d'Objectifs de Vie, je parle de projets sans fin. Au-delà de (l'indispensable) passage à l'action, ils constituent un état d'esprit.

À l'opposé, si vous avez comme projet/rêve d'écrire un livre, un roman d'amour par exemple, vous avez compris qu'il va vous falloir accomplir un travail précis, avec un début et une fin, et qu'une fois votre travail de recherche, d'écriture, de réécriture et de correction achevé, vous pourrez passer à autre chose. Vous avez trouvé un éditeur pour le publier ou êtes passés par l'autoédition, des gens le lisent et vous donnent leurs avis et basta ! Vous n'allez pas réécrire ce livre toute votre vie ! À présent, vous allez accomplir un nouveau projet, qui peut être l'écriture d'un second roman ou pourquoi pas la traversée des États-Unis à vélo ou en skateboard.

En illustration, voici à quoi pourraient ressembler vos deux listes :

Objectifs de Vie :

Manger plus sainement

Faire du sport tous les jours

Être un leader – prendre plus d'initiatives

Prendre soin de ma famille et de mes amis

Être heureux avec mon conjoint

Ne plus être salarié

Ne plus laisser traîner les tâches du quotidien

Me cultiver, apprendre et me former en permanence

Objectifs Concrets :

Poser un congé sabbatique pour voyager

Créer un business sur Internet

Écrire un livre

Acheter un appart

Parler couramment anglais

Une fois que vous avez séparé Objectifs de Vie et Objectifs Concrets, vous allez vous poser cette question :

Parmi les Objectifs Concrets que j'ai répertoriés, quels sont ceux que je suis décidé à réaliser dans les deux ans à venir ?

Écartez les autres projets/objectifs, ceux que vous ne serez pas en mesure de concrétiser en moins de deux ans. Ils vont vous polluer l'esprit et vous décourager. Oubliez-les un temps, effacez-les de cette liste. Soyez honnête avec vous-même et s'il ne doit rester qu'un seul Objectif Concret au final, ce n'est pas un drame, bien au contraire, car vous allez pouvoir lui consacrer toute votre attention et le transformer en l'un de vos plus grands succès.

Toutefois, certains Objectifs Concrets peuvent être réalisés en même temps et s'emboîter les uns dans les autres. Je vais vous donner un exemple tiré de ma propre expérience.

Il y a un an, j'ai pris la décision d'accomplir l'un de mes *rêves* : prendre un long congé sabbatique pour parcourir l'Asie. Entre le jour où je l'ai annoncé à mon chef - j'étais salarié dans le privé - et le jour où je m'envolais pour Bombay, la première destination de mon périple, il s'est écoulé dix mois.

Dix mois durant lesquels j'ai préparé et organisé mon projet. En réalité, un tel projet peut se boucler en beaucoup moins de temps. Deux ou trois mois suffisent. L'unique raison qui m'avait poussé à l'étaler sur dix mois était d'ordre financier : j'avais besoin de temps pour épargner assez d'argent et pouvoir voyager sans trop de stress.

À cette période, j'avais aussi deux autres Objectifs Concrets à réaliser dans mon agenda : Parler couramment anglais et Écrire un nouveau livre, en l'occurrence celui que vous tenez entre vos mains (l'année précédente, j'avais écrit et publié un roman sous un autre pseudo).

Ainsi, trois mois après le début de mon voyage, mon anglais est naturellement devenu très bon, sans que je n'aie eu à suivre de cours ou regarder des séries. Il me suffisait juste de vivre mon quotidien pour progresser.

Quand on fait un long voyage, on a beaucoup de temps libre. Et là, c'est au choix : on peut le passer à boire des bières, mater des films, se reposer ou discuter avec d'autres voyageurs ou bien le consacrer à un autre projet, un projet imbriqué. Je vous rassure, je ne suis ni un robot ni un rabat-joie, j'ai fait un mix des deux. Avoir un agenda et des projets ne signifie pas se couper du monde, des plaisirs et de la détente. Oh que non ! Il s'agit surtout de trouver un équilibre juste, productif et satisfaisant. Fumer des joints, se bourrer la gueule et parler voyage avec d'autres backpackers peut être sympa et amusant… à condition de ne pas y consacrer ses journées entières. C'est la même chose quand l'on bosse sur un projet. On se voit avancer et atteindre ses objectifs et ces sensations sont plaisantes et positives. Mais parfois, il faut aussi savoir prendre l'air et se reconnecter avec le reste du monde.

Tout ça pour vous dire qu'en à peine un peu plus d'un an, j'ai accompli trois Objectifs Concrets majeurs : Faire un grand voyage en Asie, Parler couramment anglais et Écrire un nouveau livre. (Majeurs pour moi, cela va sans dire. Les vôtres peuvent être totalement différents.)

À partir de mon exemple, essayez de voir si vos Objectifs Concrets peuvent s'emboîter ou se superposer de façon naturelle, ils n'en seront que plus faciles à exécuter.

5. Affichez vos Objectifs partout !

« Avec les années, j'ai appris que quand on prend une décision, la peur s'en va. »

ROSA PARKS

Maintenant que vous avez votre liste d'objectifs réduite à son strict minimum et parfaitement synthétisée, que vous avez dissocié Objectifs de Vie et Objectifs Concrets et conservé uniquement les Objectifs Concrets que vous êtes décidés à réaliser au plus tard dans les deux ans à venir, vous allez me la placarder partout ! Cette liste ne doit plus sortir de votre champ visuel. Elle est votre but ultime, votre raison de vivre, votre guide suprême. J'exagère un peu ? Sur la forme, sans doute, mais dans le fond, pas du tout. Si vous avez rédigé cette liste avec sérieux et passion, elle contient en quelques lignes tout ce à quoi vous aspirez dans la vie, tout ce qui vous excite et vous motive. Elle résume en quelques mots la personne que vous souhaitez devenir, elle représente la victoire de l'action sur la procrastination, celle de la joie sur le mal-être, de la santé physique et mentale sur la maladie et la déprime. Elle est votre GPS, votre boussole. Désormais, vous savez où vous allez !

Bon, je ne vais pas exiger de vous de recouvrir vos murs de cette liste, mais elle doit au minimum apparaître sur trois supports.

Le premier support est essentiel. Il est le plus important. Choisissez la pièce où vous passez le plus de temps, ce sera en général votre chambre ou la salle à manger. (Si ce sont les toilettes, c'est que vous avez d'autres objectifs à régler en priorité...) L'idéal serait d'acheter un tableau blanc, vous savez, du type de ceux que l'on utilise dans les salles de cours ou les salles de réunion. Il doit être assez grand afin que vous puissiez lire vos objectifs depuis l'autre extrémité de la pièce, mais assez petit aussi pour que vous puissiez le tenir entre vos mains. Vous pouvez éventuellement opter pour un paperboard ou simplement coller une immense feuille blanche sur un mur, même si je vous le déconseille. Pourquoi ? Parce qu'une liste se modifie, s'ajuste, se peaufine avec le temps, et que si vous écrivez sur une feuille, il faudra tout foutre à la poubelle et recommencer à chaque petit changement. Concernant le paperboard, qui nécessite un chevalet, cela prend beaucoup de place et vous aurez aussi le même souci : déchirer la page et réécrire à chaque modification, alors qu'avec le tableau blanc, un petit coup d'éponge ou de chiffon suffit.

Un tableau blanc d'1 mètre sur 50 centimètres, ça se pose aisément sur une armoire ou une commode ou ça s'accroche sur un mur avec un bout de ficelle et un clou. Et surtout, on peut le changer d'emplacement ou le cacher en quelques secondes. Le cacher ? Oui, enfin, tout dépend de votre caractère et de la frontière que vous avez établie entre l'intime et le public. Pour ma part, quand je sais qu'un ami ou une copine va passer à la maison, je décroche mon tableau du haut de ma bibliothèque et je le planque entre deux meubles. Mes objectifs sont personnels, je n'ai pas envie de les afficher à la vue de tout le monde, ce qui ne m'empêche pas d'en partager certains avec mes amis. Une fois de plus, c'est vous qui voyez, mais réfléchissez-y à deux fois avant de vous lancer dans l'élaboration d'une grande fresque murale et de vous rendre compte une fois votre œuvre achevée que vous pendez votre crémaillère le jour d'après...

Maintenant que vous avez acheté un beau tableau blanc, il ne vous reste plus qu'à y inscrire vos objectifs et de choisir le meilleur emplacement possible. Visualiser vos objectifs quand vous vous réveillez, rentrez à la maison ou levez simplement les yeux depuis votre lit ou votre canapé est un élément indispensable à votre réussite. Il est impératif de pouvoir relire ses objectifs plusieurs fois par jour sans avoir à accomplir un effort, aussi minime soit-il que d'ouvrir un fichier Word ou Excel ou se saisir de son calepin rangé dans un tiroir de la commode. Les visualiser en (quasi) permanence vous boostera, vous recadrera dans les moments de doute ou de faiblesse et influencera en grande partie votre succès. Ne négligez pas cet aspect.

Aussi, en complément, je vous invite à conserver votre liste d'objectifs sur tous vos supports informatiques et électroniques, histoire de pouvoir vous les remémorer ou les consulter quel que soit l'heure ou l'endroit où vous vous trouvez. Placez une copie de vos objectifs sur le bureau de votre ou de vos ordinateurs personnels ainsi que sur celui de votre lieu de travail. Enfin, et plus important encore, glissez votre liste dans le bloc-notes de votre smartphone.

Postez-vous en face de votre liste de Grands Objectifs, concentrez-vous, et imaginez quelle sera votre vie le jour où vos buts seront atteints : où habiterez-vous ? Dans quel état physique et mental serez-vous ? Avec qui vivrez-vous ? Combien d'argent gagnerez-vous ? Quel métier exercerez-vous ? Si cette vision vous enchante, vous fait vous sentir puissant et épanouit, c'est que votre envie d'y parvenir est solide et que votre vie actuelle ne vous convient plus.

N'oubliez pas que vos objectifs peuvent changer au cours des mois et des années. N'hésitez pas à recommencer vos listes, à vous fixer de nouveaux défis. Chaque fois que vous atteignez un Objectif de Vie, cherchez à l'améliorer au lieu de vous reposer sur vos lauriers. Et pour chaque Objectif Concret achevé, trouvez en un nouveau encore plus exaltant ! Ne vous arrêtez jamais ! La ligne d'arrivée n'existe pas, seul le chemin est important ; alors, assurez-vous qu'il soit pavé de belles et grandes découvertes.

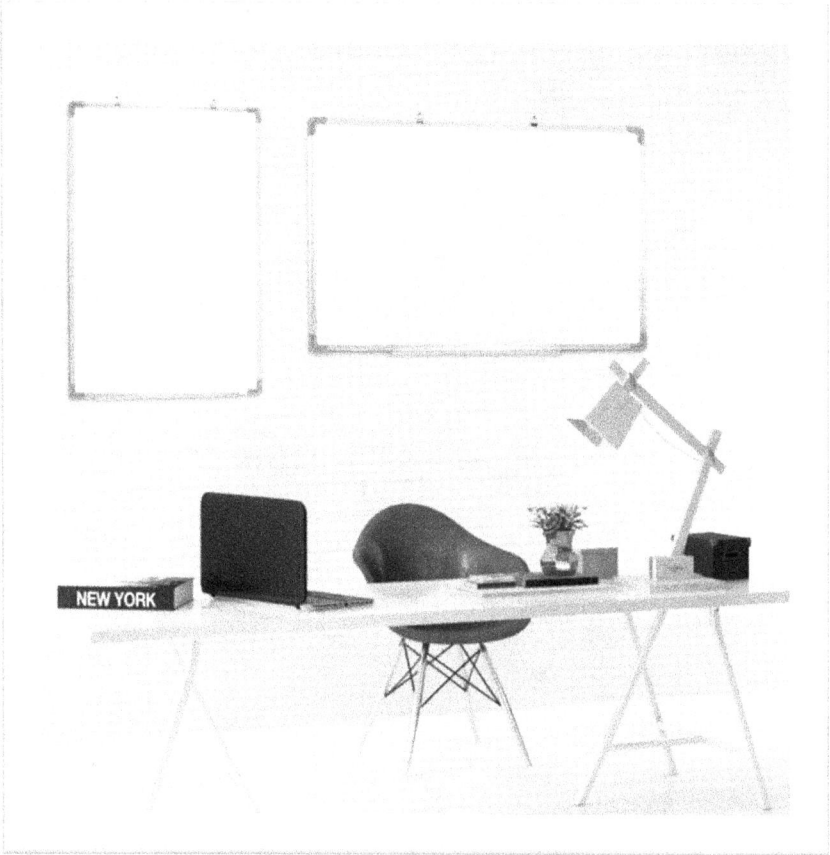

Image : tableau Swansea – illustration Amazon

6. Découpage de vos Grands Objectifs en petites Tâches et Actions

« Chaque fois que le but final n'est pas nettement fixé, la mission échoue. »

GENERAL LECLERC

Les amis, je n'en ai pas fini avec vous ! Désolé pour ceux qui pensaient avoir ouvert un livre théorique, mais ce n'en est pas un. Ici, on pratique, on se remue l'arrière-train et on s'implique !

Vous allez devoir maintenant effectuer l'étape ultime qui vous permettra ensuite de créer et de remplir votre agenda. Pour cela, vous allez prendre vos Grands Objectifs et pour chacun d'entre eux, définir les étapes ou les tâches à mettre en place pour l'atteindre. C'est là que votre première liste, celle où vous avez tout noté en vrac, mais néanmoins regroupé les actions répondant au même objectif final, va vous servir de nouveau. Vous y puiserez des informations essentielles, mais cela ne sera pas suffisant. Il va falloir encore faire fonctionner votre cerveau et votre créativité. Comme rien n'est plus parlant qu'un exemple concret, je vais passer en revue quelques Grands Objectifs et vous montrer comment les découper en étapes et en tâches.

Je tiens à préciser que je vais m'appuyer sur des Grands Objectifs que j'ai personnellement réalisés avec succès, ceci dans un souci d'efficacité et d'honnêteté. Tout ce dont je vous parle dans ce livre, tous les conseils que je vous promulgue, tous les plans d'action que je vous propose et toutes les réflexions que j'y fais ne sortent pas de mon imagination ou d'un chapeau magique. Non, je les ai testés, appliqués et réussis. Comme je vous le rappelais plus haut, je ne suis pas là pour vous faire un cours théorique, je vous parle d'expérience, de vécu, de la réalité du terrain.

Dans la série *on connaît tous quelqu'un qui*, laissez-moi vous parler du type ou de la fille qui passe son temps à donner des conseils à tout le monde sans jamais les avoir lui-même mis en pratique. Vous savez, cette personne qui vous conseille de changer de boulot alors qu'elle occupe le même poste depuis vingt ans, qui vous suggère de faire du sport alors qu'elle passe ses journées avachie sur son canapé, qui vous donne des conseils de maquillage alors qu'elle ressemble à Ronald McDonald's, qui vous supplie d'arrêter de fumer tout en s'en grillant une sous vos yeux, qui vous incite à acheter un appartement tandis qu'elle a toujours loué ou vous invite à prendre vos prochaines vacances dans un pays où elle n'a jamais foutu les pieds. Bref, vous voyez de qui je parle ?

Eh bien, ce livre est le contraire de ça. Allez, on continue !

Commençons par un Grand objectif qui a de fortes chances de se trouver dans la liste d'une bonne majorité d'entre vous : Manger (plus) sainement. Dans les grandes lignes, cela va consister à :

- Manger plus de fruits et de légumes
- Manger moins de viande, et quand j'en mange, qu'elle soit d'excellente qualité
- Arrêter (du moins limiter, personne n'est parfait) les fast-food, les sodas, les plats préparés, les sucreries style Mars ou M&M's et tous les trucs apéro bourrés de sel de la famille des chips
- Consommer bio, local et de saison autant que possible
- Ne pas grignoter (de la merde) à longueur de journée

Maintenant, pour plus d'efficacité, il faut se poser la question suivante :

Pourquoi ai-je envie de manger plus sainement ?

Car si vous ne savez pas pourquoi vous vous fixez un objectif, il y a peu de chance que vous réussissiez à l'atteindre. Notre cerveau a besoin d'un motif, d'une justification et d'une récompense. Poursuivre un objectif sans savoir exactement pourquoi est voué à l'échec.

Dans le cas de l'alimentation, on peut citer comme motivations :

- Être en meilleure santé d'une façon générale

- Perdre du poids

- Ne pas aggraver mes problèmes cardiaques, de tension, de cholestérol ou de digestion

- Avoir plus d'énergie, marre d'être toujours fatigué

- Vivre plus longtemps

- Minimiser les chances d'attraper un cancer

- Être en mesure de m'occuper de mes enfants et petits-enfants

La dernière étape va être de lister les actions concrètes qui vont vous permettre d'atteindre cet objectif.

On reprend les grandes lignes, et on réfléchit à des solutions pratiques et terre à terre.

Comment manger plus de fruits et légumes ?

Changer de magasin pour faire les courses (aller dans une épicerie bio ou un regroupement d'agriculteurs locaux plutôt qu'à l'hypermarché où j'ai mes habitudes) afin de limiter les tentations d'acheter n'importe quoi. Localiser les magasins les plus proches de chez moi ou trouver un agriculteur qui livre des paniers à domicile ou en point relais.

M'initier à de nouvelles recettes à base de légumes (trouver le bon site Internet ou le livre adéquat et relever les recettes qui m'inspirent).

Acheter un extracteur de jus.

Manger moins de viande, et quand j'en mange, qu'elle soit d'excellente qualité

Prendre l'habitude d'acheter ma viande chez un artisan-boucher plutôt que sous cellophane dans un supermarché. Fixer le ou les jours de viande, comme si c'était une petite fête.

Arrêter (du moins limiter, personne n'est parfait) les fast-food, les sodas, les plats préparés, les sucreries style Mars ou M&M's et tous les trucs apéro bourrés de sel de la famille des chips

Me concocter un jus de carotte, d'orange ou de pastèque en arrivant à la maison, cela me coupera l'envie de boire un Coca.

Préparer mon déjeuner la veille au soir, au moins, à la pause, je n'irai pas m'acheter un sandwich industriel à la machine ou me taper un menu KFC.

Consommer bio, local et de saison autant que possible

Télécharger sur Internet un calendrier des fruits et légumes afin de savoir lesquels sont de saison durant le mois en cours.

Faire mes courses au marché au moins une fois par semaine.

Ne choisir que des fruits et légumes français (ou norvégiens si vous vivez en Norvège) et si possible, produits dans ma région.

Ne pas grignoter (de la merde) à longueur de journée

Toujours avoir une banane ou deux à portée de main quand je suis au bureau afin de limiter la tentation d'acheter une friandise à la machine.

Ramener de la maison un tupperware rempli de cerises ou de fraises si c'est la saison. Ou encore des fruits secs, des amandes ou des noix de cajou. Comme ça, quand l'envie de picorer me prend, j'ai quelque chose de sain sous la main.

Ensuite, il ne vous reste plus qu'à noter les actions décrétées dans votre agenda, par exemple :

Lundi midi : localiser le magasin bio le plus proche

Lundi 18 heures : aller faire les courses dans ce magasin

Mardi 8 heures : trouver sur Internet un agriculteur qui livre des paniers à domicile

Mardi 20 heures : passer une commande pour une livraison mercredi

Mercredi 15 heures : m'acheter des brochettes de bœuf chez l'artisan-boucher du centre-ville

Jeudi 19 heures : checker sur Internet les différents modèles d'extracteurs de jus et voir les comparatifs et avis clients

Jeudi 20 heures : préparer une grosse salade double ration pour le repas de ce soir et pour demain midi au bureau

Vendredi 14 heures : sur le chemin du retour, descendre à la station de métro *Machin* et faire le plein de noix de cajou et de raisins secs à la petite épicerie arabe/turque/chinoise/indienne que j'ai remarquée l'autre jour

Samedi 9 heures : aller au marché aux fruits et légumes de la place *Untel*

Samedi 11 heures : commander l'extracteur de jus que j'ai choisi jeudi dernier

Dimanche 10 heures : me trouver sur Internet deux ou trois bonnes recettes pas trop dures à tester et noter les ingrédients pour les courses de lundi soir

Cela peut paraître un peu barbare et scolaire au début, mais rassurez-vous, ça ne l'est pas. En respectant les actions de la semaine, vous vous donnez juste les moyens d'atteindre votre objectif. D'ailleurs, concernant l'alimentation, et même le sport, vous vous rendrez très vite compte que vous n'aurez plus besoin de l'agenda. Avoir un calendrier précis dans ces domaines va vous guider, vous aider à mettre en place une routine. Une fois que vous aurez pris l'habitude de faire vos courses dans tel magasin plutôt qu'un autre, de vous faire un jus de carotte en rentrant du boulot ou d'aller au marché tous les samedis matin, il sera inutile de noter ces actions dans votre agenda. Elles seront devenues des automatismes, votre cerveau les aura enregistrées comme des activités normales et vous les exécuterez sans vous poser de questions. Idem pour le sport. Si pendant deux ou trois mois, vous avez noté sur votre agenda :

Lundi et mardi : séance de 20 minutes de pompes et abdos à la maison

Mercredi et dimanche soir : footing

Samedi : foot en salle

Tous les jours : aller au bureau à vélo

Et si pendant ces trois mois vous avez tout (ou presque) respecté à la lettre, alors noter vos séances de sport sur votre agenda ne vous sera plus d'aucune utilité. Votre planning sportif sera gravé dans votre tête et vous pourrez même le modifier à votre guise, car votre corps et votre esprit réclameront leur dose de sport quotidienne, que vous ne pourrez plus leur refuser sous peine de ressentir un manque et de la frustration.

Si Être un leader – prendre plus d'initiatives fait partie de vos objectifs, vous allez une fois de plus devoir lister l'ensemble des tâches à accomplir et qui vous permettront de passer de la théorie à la pratique. Se dire « Faut que j'organise un truc un de ces jours » ou « Merde ! Faudrait que j'appelle maman » ne vous mènera pas bien loin. Il faut que/il faudrait que peuvent se traduire par : je ne le ferai jamais, mais j'essaie de me donner bonne conscience en y songeant. Apprenez à les remplacer par : je vais le faire tel jour à telle heure.

Cet objectif peut correspondre à des aspirations privées et/ou professionnelles. Si vous souhaitez agir simultanément sur ces deux aspects de votre vie, alors voyons ensemble une liste de tâches concrètes à enregistrer dans un agenda :

Vie privée

Lundi 19 heures : appeler mamie

Mardi midi : envoyer un mail collectif à Pierre, Nicolas et Clara pour les inviter à aller ensemble à la salle d'escalade qui vient d'ouvrir en ville – proposer jeudi soir ou samedi après-midi

Mercredi 14 heures : téléphoner à Fred pour prendre des nouvelles

Jeudi 10 heures : souhaiter un bon anniversaire à tatie

Vendredi midi : proposer à Mélissa d'aller boire un verre en terrasse vers 19 heures

Samedi 10 heures : appeler papa pour lui proposer de manger ensemble

Dimanche 18 heures : réfléchir à un week-end au ski pour le mois prochain – checker les stations et le budget sur Internet – lister les gens à qui le proposer

<u>Vie professionnelle</u>

Lundi 10 heures : proposer au chef de boire un café ensemble et lui parler de la formation en management que j'aimerais suivre

Mardi 11 heures : proposer à tout le service d'aller se manger une pizza

Mercredi 16 heures : profiter de la réunion de service pour parler de mon projet de refonte de la page d'accueil de l'intranet

Jeudi 9 heures : lancer l'idée des afterworks du 1er mercredi du mois – préparer le mail et l'envoyer

Vendredi 10 heures : finaliser le PowerPoint pour présenter mon projet d'animation pour le séminaire de janvier à Strasbourg

Vendredi 16 heures : mettre à jour mon profil LinkedIn, répondre aux *demandes d'amis* et ajouter les gens du boulot que je connais

Vous verrez, comme avec la santé et le sport, ainsi qu'avec la plupart des Objectifs de Vie, il ne vous sera pas nécessaire de tenir un agenda rigoureux et précis toute votre vie. Le but est d'apprendre à passer à l'action, à se discipliner, à s'organiser et à se fixer des tâches à des horaires convenues. Si durant trois mois vous avez suivi votre planning à la lettre et n'avez cessé de proposer des activités à vos amis, de téléphoner à vos proches sans vous trouver d'excuses bidons pour reporter le coup de fil et d'enchaîner les initiatives au boulot, cette nouvelle attitude positive et proactive se transformera progressivement en routine et vous positionner en force de proposition deviendra pour vous une normalité, voire mieux, une nécessité. Mais attention ! Cela ne signifie pas qu'il faille abandonner l'agenda, qui est par définition un outil indispensable et un partenaire qui devra vous accompagner tout le long de votre vie. Je dis simplement qu'avec le temps, il ne vous sera plus nécessaire d'y noter tout ce que vous devez faire en détail.

Un jour viendra, comme disait Johnny, vous n'aurez plus besoin d'inscrire dans votre agenda : Téléphoner à maman à 19 heures. Quand l'idée vous traversera l'esprit, vous saisirez votre téléphone et passerez l'appel immédiatement (ou une heure après). Vous ne vous direz plus : « Il faudrait que… » avant d'oublier et de passer à autre chose.

Pour maximiser vos chances de succès et convertir le plus rapidement possible de nouveaux paradigmes en routines, je vous invite à suivre votre agenda à la lettre sans vous poser de questions. Vous avez noté une tâche, accomplissez-là ! Ne réfléchissez plus ! Vous avez déjà pris votre décision, vous la mettez en pratique et basta, on ne négocie plus avec son cerveau.

Si vous avez noté dans votre agenda Appeler maman à 19 heures et que vous réalisez le moment venu que c'est l'heure à laquelle elle va à son cours de Zumba, ne fléchissez pas. Passez ce coup de téléphone et laissez un message. D'une part, votre mère sera contente que son fils ou sa fille ait pensé à elle, et d'une autre, ce sera désormais à elle de vous rappeler. De votre côté : mission accomplie, vous avez libéré votre agenda et votre esprit d'une tâche et pouvez passer à la suite du programme.

Durant les premières semaines où vous démarrerez votre agenda, vous devez vous comporter en machine de guerre. Vous êtes un soldat, un CRS : la réflexion et la désobéissance n'y ont plus leur place. Vous recevez un ordre, vous l'exécutez ! Point barre.

Prenons maintenant l'exemple d'un Objectif Concret. Imaginons que vous ayez le projet de faire un tour du monde, de voyager pendant 1 an à votre guise.

À la différence d'un Objectif de Vie, je le répète, un Objectif Concret à un début et une fin et la seule façon de le réaliser est de définir et suivre à la lettre une série de tâches bien précises. Avoir une deadline pour chaque action ou groupe d'actions est indispensable, sous peine de prendre du retard et de faire capoter le projet.

Bien sûr, l'option *je m'en bats les couilles et je fonce* est aussi envisageable. Elle consisterait dans ce cas-là à se barrer de son boulot sans préavis et sans annonce - en clair faire un abandon de poste - de passer à la maison faire sa valise sans se soucier de ses meubles et du proprio et d'acheter dans la foulée le 1er vol pour Bangkok ou Katmandou. Pas de budget, pas d'assurance, pas de plan. Pourquoi pas. Chacun est libre de mener sa vie comme bon lui semble.

Évidemment, 95 % des gens ne sont pas dans cet état d'esprit et n'ont aucune envie de se lancer dans un tel projet sans l'avoir préparé un minimum. Et si vous lisez ce livre, c'est que comme moi, vous faites partie de cette majorité.

Un tour du monde, c'est le *rêve* d'un grand nombre de Français. Malheureusement, une infime minorité osera passer à l'action tandis que les autres continueront à fantasmer jusqu'à que le temps les rattrape et transforme leur rêve en un ramassis de regrets et d'aigreur. Ne soyez pas comme eux.

Alors, pourquoi très peu de personnes franchissent-elles le pas ? Nous en avons déjà parlé dans la première partie de ce livre, mais permettez-moi de vous faire une piqûre de rappel, car c'est très important de bien comprendre les mécanismes qui nous bloquent et nous condamnent à l'immobilisme.

Quand j'ai annoncé à tout le monde que j'avais posé un congé sabbatique de huit mois pour parcourir l'Asie en solo, beaucoup de gens m'ont confié qu'ils aimeraient en faire de même, « mais tu comprends...

Je n'ai pas les moyens...

J'ai les enfants...

Je n'ai pas le temps...

Je n'ai pas le courage...

Je n'ai pas ta chance…

Ce n'est pas le bon moment... »

À ces remarques, je répondrais :

Tu n'as pas les moyens ? Pourtant, tu gagnes autant que moi, si ce n'est plus. Tu as choisi de dépenser ton argent dans d'autres secteurs d'intérêt, c'est tout. Tu avais d'autres priorités, la mienne, c'était ce voyage. Tu as opté pour une nouvelle bagnole, j'ai opté pour un trip en Asie.

Les enfants ? C'est vrai, je n'en ai pas et je veux bien croire que se lancer dans un tour du monde avec les gosses est autrement plus complexe que de le faire en solo. Toutefois, un tas de gens l'ont déjà fait, c'est qu'il existe donc des solutions. Y as-tu déjà réfléchi ?

Tu n'as pas le temps ? Parce que tu crois que j'en ai plus que toi du temps ? Pour ton information, je te rappelle que la seule chose face à laquelle tous les êtres humains sont égaux est… le temps. Nous avons tous 24 heures par jour, pas plus, pas moins. Alors comment peux-tu prétendre que j'ai plus de temps que toi ? Cette affirmation est un non-sens absolu. Ce que tu sous-entends en réalité, c'est que tu as décidé de consacrer ton temps à d'autres activités. C'est juste une question de choix et de priorités, rien d'autre. Au fait, peux-tu me rappeler le nombre d'heures que tu passes chaque soir devant la télévision ou devant Netflix, toi qui es si occupé ?

Tu n'as pas le courage d'accomplir l'un de tes rêves ? Excuse-moi, mais je ne vois pas trop ce que vient faire le courage dans cette affaire. Faire preuve de courage, c'est prendre la défense d'une femme qui se fait agresser dans le métro, c'est accepter une maladie grave sans pleurer sur son sort, c'est être en première ligne en cas d'affrontements violents, c'est se jeter dans un appartement en feu pour sauver un enfant… Mais faire un voyage… Non, désolé, je ne vois pas trop ce que le courage vient faire dans cette histoire.

La chance ? Je n'ai pas gagné au Loto ou remporté un voyage en participant à un jeu télé. La chance n'y est pour rien. Ce tour du monde, je l'ai décidé, organisé, planifié et financé. Tu dois confondre passage à l'action et avoir de la chance, deux concepts bien différents, tu m'excuseras.

Attendre le bon moment pour réaliser un projet ou un rêve peut se traduire par : jamais.

Le bon moment n'existe pas dans la vie. Il y aura toujours quelque chose qui cloche, un problème à régler, un surcroît de travail, une maladie, un ami dans la merde, des difficultés administratives ou financières, la naissance d'un enfant, le décès d'un proche, une crise quelconque... Le bon moment, il ne faut pas l'attendre, mais se le créer, sachant que dans l'absolu, il n'existe pas.

Mais revenons à la pratique.

En poursuivant sur l'exemple du projet de tour du monde, qui paraît tellement compliqué à mettre en place pour un grand nombre de personnes, l'idée, encore une fois, est de découper votre objectif en étapes et en tâches concrètes à effectuer et de définir un calendrier avec des deadlines pour chaque groupe d'actions. En décortiquant un projet, vous passez d'une vision globale à une vision unitaire. En clair, pour reprendre une métaphore célèbre, au lieu de focaliser sur la forêt à abattre, vous vous concentrez sur le premier arbre à abattre. Votre objectif en apparence massif et obscur se mue alors en une action facile et humainement exécutable.

Si vous songez à effectuer un long voyage ou un tour du monde, il faut d'abord commencer par répondre à certaines questions qui constitueront l'ossature de votre plan d'action. Et au fur et à mesure, descendre en profondeur jusqu'à qu'il ne vous reste plus qu'une série de tâches concrètes à mettre en place.

Grosso modo, voici les questions sur lesquelles vous devez vous pencher en premier lieu :

- Quand, combien de temps ?
- Pourquoi ?
- Quels pays ou continents ?
- Quel budget et comment trouver les fonds ?
- Quelles formalités administratives ?
- Quel matériel acheter ?
- Quelle logistique ?

Réfléchissez bien, renseignez-vous sur Internet, visitez des forums de voyageurs, lisez des bouquins sur le sujet, consultez des fiches sur les pays qui vous intéressent, regardez des vlogs sur YouTube et après quelques semaines de réflexion et de prise d'information, commencez à structurer votre projet.

Quand, combien de temps ?
Je partirai le 1er septembre 2019 pour une durée de 10 mois.
Pourquoi ?

Parce que je veux découvrir le monde, m'immerger au sein d'autres cultures et modes de vie, me ressourcer et faire un break.

Quels pays ou continents ?

Je veux aller en Asie. Je visiterais l'Inde, le Japon, la Thaïlande, le Cambodge et la Birmanie. Pour le reste, on verra après.

Quel budget et comment trouver les fonds ?

J'estime avoir besoin de 15 000 euros pour être tranquille. J'ai 8 000 euros de côté. Je dois donc trouver 7 000 euros en 10 mois. Solutions possibles : épargner 300 euros par mois, limiter mes déplacements en voiture, vendre toutes mes possessions dont je n'ai pas ou peu l'utilité, trouver un job pour le week-end, demander une avance sur salaire à mon boss, débloquer la participation et l'intéressement, vendre la bagnole un mois avant mon départ, arrêter de fumer et limiter mes sorties alcoolisées, ne pas poser de congés pendant cette période et me les faire payer à la place, compter sur un petit geste de la part de mamie ou des parents, mais sans rien leur demander, etc.

Quelles formalités administratives ?

Poser un congé sabbatique ou démissionner, résilier le bail de l'appartement, résilier tous mes forfaits (téléphone, électricité, assurance habitation, Canal +…), régulariser ma situation auprès de tous les organismes d'État (assurance maladie, impôts…), me renseigner sur l'obtention des visas, prendre une assurance voyage, ouvrir un compte chez une banque en ligne qui propose des tarifs avantageux pour les voyageurs, etc.

Quel matériel acheter ?

Un sac de voyage taille cabine, un ordinateur portable, une paire de baskets, un imperméable, une prise universelle, une trousse de toilette transparente, de nouvelles lunettes de vue, une liseuse électronique, etc.

Quelle logistique ?

Demander à Philippe si je peux stocker mes affaires dans son grenier ou louer un box, prendre un premier billet d'avion Paris-Bangkok, jeter un maximum de choses à la décharge, etc.

Une fois que vous avez répertorié tout ce que vous avez à faire, sachant qu'au fil des mois de nouvelles tâches ou formalités auxquelles vous n'avez pas pensé vont se greffer à votre agenda, il ne vous reste plus qu'à déterminer votre calendrier en respectant les urgences et les priorités. Par exemple, et pour ne citer que quelques actions :

Décembre : poser ma demande de congé sabbatique et chercher un job complémentaire

Janvier : me renseigner sur les visas et faire de petites fiches sur les pays (coût de la vie, sites à visiter, situation politique...)

Février : vendre mes meubles sur Le Bon Coin

Mars : clôturer mon compte courant et ouvrir un compte chez une banque en ligne

Avril : avertir mon assureur que je pars et demander une résiliation au 1er septembre

Mai : acheter le sac de voyage et l'ordinateur portable (ou une tablette ?)

Juin : prendre l'assurance voyage

Juillet : résilier le bail de l'appart et acheter le billet d'avion

Août : organiser le déménagement et résilier l'abonnement à l'électricité

Découpez ensuite ces actions en petites tâches et inscrivez-les dans votre agenda.

Pour les actions de **décembre**, cela pourrait donner :

Lundi soir : rédiger ma lettre de demande de congé sabbatique

Vendredi après-midi : aller voir Thierry (mon boss) dans son bureau, lui expliquer mon projet et lui remettre ma demande en main propre

Dimanche matin : retravailler mon CV, le mettre à jour

Mercredi midi : faire la tournée des pubs du centre-ville et voir s'ils ne cherchent pas quelqu'un pour quelques extras

Pour celles de **juillet** :

Mardi soir : rédiger ma lettre de demande de résiliation de bail

Mercredi midi : aller à La Poste pour déposer le courrier avec accusé de réception

Vendredi après-midi : passer en revue l'ensemble des vols Paris-Bangkok

Lundi soir : passer de nouveau en revue les vols pour voir si les prix évoluent

Mardi matin : acheter le billet d'avion

Jeudi soir : téléphoner à l'agence immobilière pour m'assurer que ma demande de résiliation est bien prise en compte et convenir d'une date pour l'état des lieux

Vous voyez, quand on prend la peine de découper un gros projet en minuscules actions, on dégonfle la baudruche et tout paraît plus simple et plus clair. Qu'il y a-t-il de compliqué à rédiger un courrier, passer un coup de fil ou acheter un billet d'avion ? Rien !

Le découpage que nous venons de voir ensemble peut s'appliquer à n'importe quel Objectif Concret, comme apprendre l'espagnol, écrire un roman policier, créer sa chaîne YouTube, monter sa boîte en tant qu'auto-entrepreneur, partir s'installer au Brésil ou au Cambodge, changer de boulot, traverser les États-Unis en moto ou l'Amérique du Sud en camping-car, etc.

Les types d'actions et les deadlines varient, mais au fond, cela repose sur le même principe.

Si on synthétise, je procède en 6 étapes :

1. Je me pose les bonnes questions

2. Je vais chercher l'information qui va me permettre d'y répondre (épaulée par ma réflexion personnelle)

3. Je réponds à ces questions

4. Je liste les actions à mettre en place

5. Je définis un calendrier

6. Je découpe mes actions en petites tâches et je les dissémine dans mon agenda

Et c'est parti !

7. Création de Votre Agenda

Passons maintenant à l'étape finale : la création de l'agenda.

Je vous le dis tout de suite, je suis plutôt *old school* quand il est question d'élaborer mon emploi du temps. Les artifices et les outils à la pointe de la technologie ne m'intéressent pas dans ce domaine. La simplicité, la facilité d'accès, la possibilité de modifier selon mes goûts et mes besoins constituent ma priorité. Voilà pourquoi j'ai créé mon agenda sur un support universel et rudimentaire : Excel.

Si vous préférez utiliser une application dédiée, un agenda papier, Google Agenda, Outlook ou n'importe quel autre programme, ne vous en privez pas ! Adoptez l'outil avec lequel vous êtes le plus à l'aise.

Retenez seulement que, quel que soit le choix du support, votre agenda doit être accessible immédiatement et facilement modifiable.

Pour ceux qui comme moi se tourneront vers ce bon vieil Excel, je vais vous détailler la structure d'agenda pour laquelle j'ai opté, même si je me doute bien que vous puissiez vous passer de mes conseils quant à la fabrication d'un agenda hebdomadaire :

- Je crée une première colonne intitulée *Horaires, Heures* ou *Moments*.

Option 1 : je découpe les lignes par tranches horaires.

Option 2 : je découpe les lignes en trois gros blocs intitulés *Matin, Après-midi* et *Soir*.

- Je crée 7 colonnes supplémentaires représentant chacune un jour de la semaine.
- Je duplique ma feuille Excel sur 4 nouveaux onglets.

Voilà, ce n'est pas plus compliqué que cela. Il ne vous reste plus qu'à remplir votre agenda des différentes tâches que vous avez à accomplir en vous appuyant sur vos listes, vos plans d'action, les tableaux que nous avons créés précédemment et votre créativité.

Pour toujours plus de clarté, je distingue mentalement mes tâches en trois catégories et pour chacune d'entre elles, j'associe une couleur : les tâches *Urgentes* (ménage, formalités administratives, achats, coups de fil...) en vert, les tâches *Importantes* (sport, cuisine saine, organisation de sorties et initiatives, bien-être...) en orange et les tâches *Concrètes* (soit toutes les tâches liées à l'un de mes Objectifs Concrets) en rouge.

Je me répète encore : le découpage varie en fonction des personnes et des objectifs que vous vous êtes fixés. Idem pour les couleurs des cellules. Si vous préférez le jaune au vert, ça n'a aucune importance. L'utilisation des couleurs a surtout pour but de vous permettre de checker en un coup d'œil si vous respectez un certain équilibre. Trop de tâches *Urgentes* risque d'altérer votre motivation. A contrario, trop de tâches *Concrètes* peut vous isoler de votre vie sociale et de vos objectifs tournants autour du bien-être.

Un agenda, ça bouge, ça se modifie et ça grossit. Alors, afin d'avoir une vision assez globale, mais sans toutefois être infinie, je remplis toujours mon agenda pour les quatre semaines à venir, pas plus, pas moins. À vous de voir ce qui vous paraît le plus judicieux.

Veillez à ce que votre agenda soit accessible sur l'ensemble de vos supports informatiques et électroniques, tout comme l'est votre liste de Grands Objectifs. Pensez à l'uploader sur votre cloud, que vous utilisiez ICloud, Google Drive ou un autre service.

Tout est prêt, il n'y a plus qu'à vous lancer !

Horaires	Lundi 24	Mardi 25	Mercredi 26	Jeudi 27	Vendredi 28	Samedi 29	Dimanche 30
Matin	Bosser sur le Power Point (séminaire)		Proposer resto au service	Hôtel New-York	Voir Thierry à propos congé sabbatique	Marché fruits et légumes	Footing
						Tél agence immobilière	
Après-midi	Choisir nouveau forfait tél	Faire lettre de résiliation	Acheter fruits secs	Tél gynéco	Proposer apéro à Mélissa	Écrire 2ème chap. roman	Prendre les billets d'avion
Soir	Ménage	Footing	Écrire 1er chap. roman	Organiser barbecue	Déclaration impôts	Badminton	Resto avec Marc
	Tél papa	Lire	Lire				

Semaine 24 janv.-30 janv. | Semaine 31 janv.-6 fev. | Semaine 7 fev.-13 fev. | Semaine 14 fev.-20 fev.

112

Rappels !

Je sais qu'il m'arrive parfois de me répéter ou d'employer les mêmes formules avec récurrence. Ce n'est pas que je radote ou que je manque de vocabulaire, je vous rassure. La répétition a pour dessein de favoriser votre travail d'assimilation. Les métaphores poétiques et les mots que personne n'utilise dans le quotidien n'ont pas leur place ici. Je ne vise pas le *Prix Goncourt*. Ce que je vise, c'est réussir à vous faire passer à l'action, rien d'autre.

Toujours dans cette optique, et parce qu'un petit rappel ne fait jamais de mal à personne, quel que soit le sujet abordé ou la discipline, je vous ai résumé les 7 étapes que nous venons de discuter et qui vous permettront de mettre en pratique *Le Pouvoir de l'Agenda* :

1. **Je liste en vrac tout ce qui me passe par la tête** (projets, objectifs, désirs, tâches qui traînent, mauvaises habitudes à abandonner…)

2. **Je crée un tableau de 7 colonnes** reprenant les 7 Piliers de Vie **et j'y dispatche l'ensemble des éléments que j'ai notés** précédemment.

3. **J'effectue un travail de synthèse** et j'extrais de ce tableau une liste de mes Grands Objectifs.

4. **Je dissocie** Objectifs de Vie et Objectifs Concrets.

5. **Je placarde et enregistre ma liste** de Grands Objectifs un peu partout.

6. En m'appuyant sur mes différentes listes et mon imagination, **je découpe chaque objectif en tâches ou groupes d'actions concrètes.** Si nécessaire, j'ajoute des deadlines (Objectifs Concrets).

7. **Je crée mon agenda sur Excel** ou tout autre support et je le remplis des tâches que je me suis fixé d'accomplir.

Si vous estimez que vous pouvez vous passer de certaines de ces étapes ou que vous souhaitez les transformer et les adapter selon votre intuition, allez-y ! Je ne suis ni successible ni inflexible, bien au contraire. Mais attention ! Ne grillez pas trop d'étapes, vous risqueriez de vous retrouver avec un agenda qui ne colle pas du tout à vos (réels) objectifs.

Ce que je vous raconte a l'air très simple à mettre en place. Pourquoi ? Parce que ça l'est, pardi ! Certains même penseront qu'ils auraient très bien pu se passer de mes conseils et trouver par eux-mêmes la méthode somme toute assez ordinaire que je propose dans ce livre. Et pourtant… très peu de gens se donnent la peine d'effectuer ce travail de réflexion, d'écriture, de projection et de découpage. C'est malheureux, car nous savons pertinemment au fond de nous quelles sont les actions que nous devrions accomplir, sans toutefois passer à l'acte.

En écrivant ce livre, et au-delà de vous transmettre une méthode d'organisation, je vise l'objectif de débloquer en vous ce déclic, ce petit sursaut qu'il vous manque pour enfin passer de la rêverie à la mise en pratique, de la procrastination à l'action, d'une vie passive et subie à une vie active et choisie, d'une existence destructrice à une attitude constructive.

Il y a cinq ans, ma vie se résumait à ça : fumer, jouer au poker, dormir, regarder des séries en streaming, boire du pastis et de la bière, manger de la merde et me morfondre sur mes échecs, qu'ils soient amoureux ou professionnels.

Depuis, je me suis repris en main et j'ai réorganisé ma vie. L'utilisation de l'écriture et de l'agenda y est pour beaucoup dans les progrès que j'ai accomplis.

J'ai arrêté de fumer et de jouer au poker, je ne fais plus de siestes inutiles, j'ai remplacé les séries par des livres, je mange sainement, je pratique le sport quotidiennement et j'ai matérialisé plusieurs de mes Grands Objectifs : écrire deux livres, parler couramment anglais et parcourir l'Asie durant huit mois. Bien sûr, je ne suis pas parfait et il m'arrive encore de perdre mon temps à regarder des conneries sur YouTube, à quémander une cigarette à un pote, à manger dans un fast-food ou à opter pour une sieste alors que j'avais prévu un footing. Personne n'est infaillible, ne vous méprenez pas. Les erreurs, les rechutes, les moments de doute, de déprime et de paresse sont inévitables dans la vie d'un homme. Inutile de vous blâmer ou de vous autoflageller, acceptez-les. Il ne s'agit pas d'être un robot, mais de garder le cap quoiqu'il arrive, de ne pas laisser la flânerie et l'autodestruction prendre le contrôle de votre existence.

PARTIE III :

ON PASSE A L'ACTION !

1. Pourquoi allez-vous échouer ?

« Si vous voulez une garantie, achetez un grille-pain. »

CLINT EASTWOOD

Donc si je résume, allez-vous penser, le type me casse les bonbons pendant trois plombes pour m'expliquer la méthode qui est censée changer ma vie et il termine son beau discours en me disant que je vais tout foirer. Il ne se foutrait pas un peu de ma gueule par hasard ?

Je vous rassure, il n'en est rien. Il y a des chances que vous réussissiez à adopter l'agenda et atteindre vos objectifs du premier coup. Mais ne nous voilons pas la face. Nous savons tous qu'un changement radical n'est jamais aisé et que nos vieux démons, toujours à l'affût d'un mauvais coup, mettent tout en œuvre pour nous faire chuter. C'est leur putain de job !

Si vous avez arrêté de fumer alors que vous étiez à un paquet par jour depuis dix ou vingt ans, y êtes-vous parvenus dès la première tentative ? C'est peu probable. Et si vous n'avez jamais fumé, souvenez-vous du nombre de fois où vos potes fumeurs étaient censés quitter le tabac et du nombre de fois où vous les avez surpris une clope à la bouche, une semaine, un mois ou un an après leur annonce. Je sais de quoi je parle, je suis passé par là.

Combien de gens se sont promis de manger plus sainement avant de craquer quelques semaines après et se ruer chez Burger King ou au kebab ?

Qui ne connaît pas cette personne qui a pris un abonnement à l'année au club de gym pour tout abandonner au bout de cinq séances ?

Quel addict de Tinder, Adopte un Mec ou Happn, las de n'y faire que des rencontres merdiques, a supprimé son compte de façon définitive avant d'en activer un nouveau quinze jours plus tard ?

Il est dur de se détacher de ses mauvaises habitudes. Un changement majeur n'est jamais aisé. Il implique de notre part un effort de concentration et de persévérance inouïe. Souvent, nous devons nous y reprendre à plusieurs reprises avant de parvenir à nos fins. Oui, c'est dur, mais la récompense est grande. N'oubliez jamais que, quels que soient vos objectifs, ce sont seulement les premières semaines ou les premiers mois qui vont exiger un gros effort de votre part. Par la suite, quand vous serez parvenus à convertir de nouvelles habitudes en routines, tout deviendra plus facile. Beaucoup de persévérance et un peu de patience sont les clés de votre réussite.

En ce qui concerne la mise en place et le respect de l'agenda, je n'y suis moi-même pas parvenu du premier coup. J'ai testé, tâtonné, tout effacé, abandonné et recommencé jusqu'à trouver mon équilibre et ma routine.

Partant de mon expérience personnelle, je vous ai répertorié l'ensemble des erreurs les plus communes qui risquent de retarder votre réussite dans l'adoption de l'agenda. Cela vous évitera de les faire et vous permettra de gagner un temps précieux.

Erreur n°1 : surbooker votre agenda

Ça y est, vous êtes décidés : motivés et pleins de projets, vous remplissez votre agenda d'innombrables tâches en tout genre que vous allez, vous n'en doutez pas, abattre avec l'efficacité et la patate d'un bûcheron canadien. Sauf que… vous avez vu trop grand, vous vous êtes surestimés. Vous pensiez pouvoir effectuer en trois heures un footing, une séance d'étirement, une virée en ville pour acheter un bouquin, le ménage intégral dans l'appartement, les courses à l'épicerie bio du quartier et la nouvelle recette japonaise que vous avez notée sur un post-it. Mais en pratique, les trois heures se sont écoulées et vous êtes toujours en train de faire le ménage que vous avez commencé en revenant de votre footing au parc. Déçu, énervé et débordé, vous pétez un câble et abandonnez ce putain d'agenda qui vous fait tourner en bourrique. Mon conseil : ne chargez pas trop votre agenda, surtout au début. L'important n'est pas la quantité de tâches accomplies, mais l'apprentissage d'une nouvelle méthode d'organisation. Soyez léger, et si vous êtes en avance dans votre programme, ajoutez-y des actions a posteriori.

Erreur n°2 : vous êtes impatient

Un changement majeur ne s'obtient pas en un claquement de doigts. Des résultats probants ne vont pas vous tomber du ciel en deux jours.

Ne vous attendez pas à avoir des abdos saillants après trois séances de musculation alors que vous n'aviez plus pratiqué d'activité physique depuis la fin du lycée. N'espérez pas décrocher le job de vos rêves parce que vous avez répondu par mail à deux-trois offres d'emploi. Ne pensez pas que vous allez être serein quand un ami s'allumera une cigarette sous vos yeux à l'heure de l'apéro alors que vous avez arrêté le tabac il n'y a même pas une semaine. Ne pleurez pas en montant sur la balance parce que votre poids n'a pas évolué. Eh ! Cela ne fait que trois jours que vous boycottez les fast-food. Soyez patient ! Que ce soit au niveau de la santé, de la performance sportive, de la lutte contre une addiction ou de la recherche d'emploi, les résultats arrivent rarement de suite. Trop de gens échouent à atteindre leurs Objectifs de Vie parce qu'ils sont trop pressés d'y parvenir. La recette miracle n'existe pas. Mon conseil : Ne focalisez pas sur les résultats, concentrez-vous sur vos tâches quotidiennes. La récompense viendra tôt ou tard, soyez-en certain.

Erreur n°3 : vous êtes trop rigide

Il est vrai que je recommande fortement de respecter à la lettre son agenda, surtout au début. Je vous ai même conseillé de vous mettre *en mode CRS* et d'exécuter les tâches prévues à l'heure dite sans trop y réfléchir. Cela dit, parfois, il faut savoir faire preuve de souplesse et s'adapter aux événements. Prenons un exemple : nous sommes jeudi soir, vous sortez du boulot. Votre téléphone vibre, vous avez reçu un message de la jeune femme ou du jeune homme que vous avez rencontré samedi dernier chez des amis et à qui vous avez donné votre numéro sans opposer la moindre résistance. Il ou elle vous propose d'aller boire un verre dans deux heures, à la terrasse d'une brasserie en bord de mer. Avant de répondre, vous checkez votre agenda et découvrez qu'à l'heure dudit rendez-vous, vous aviez programmé de nettoyer la salle de bain et d'enchaîner avec les vitres de la salle à manger. Du coup, bien décidé à respecter l'agenda, vous déclinez l'invitation poliment. Si vous agissez de la sorte, la seule chose qui en résultera sera un puissant sentiment de frustration, rien d'autre. Mon conseil : respectez votre agenda, mais n'hésitez pas à reporter ou annuler une tâche si une belle opportunité se présente à vous.

Erreur n°4 : votre agenda comporte un nombre trop élevé de tâches du quotidien

Si votre emploi du temps de la semaine comporte une vingtaine d'actions et que dix-huit d'entre elles tournent autour de la cuisine, du ménage et de simples démarches administratives sans aucun lien avec l'un de vos Objectifs Concrets, vous risquez de vous lasser et d'avoir l'impression de stagner. Faire la vaisselle, le ménage et le repassage, payer ses factures et faire des courses intelligentes sont des actions urgentes, mais non importantes. Je ne le répéterai jamais assez : ne laissez pas traîner les tâches du quotidien, sous peine de vous pourrir l'esprit, mais en même temps, ne focalisez pas sur elles de façon disproportionnée. Il est important que votre agenda respecte un juste équilibre entre vos Objectifs de Vie et vos Objectifs Concrets. Si vous abusez des uns ou des autres, vous risquez de vous retrouver dans une situation malsaine.

Si l'un de vos Objectifs Concrets est d'écrire un roman et que vous consacrez l'intégralité de votre temps à son écriture, vous allez certes avancer de façon fulgurante, mais en même temps, en ayant délaissé vos Objectifs de Vie (manger sainement, faire du sport, sociabiliser…), vous allez vous retrouver dans un état physique et mental déplorable.

Si au contraire vous consacrez l'essentiel de votre agenda à faire du sport, à cuisiner et à rencontrer vos amis, vous allez rapidement vous dessiner un cadre de vie jouissif et idyllique… mais aucun Objectif Concret n'aura avancé, ce qui à la longue, va vous plonger dans un état de déprime et faire exploser votre sentiment d'impuissance.

Mon conseil : alterner judicieusement entre vos différents objectifs, veillez à maintenir un équilibre permanent.

Erreur n°5 : vous avez mal découpé vos tâches

Par flemmardise ou par précipitation, vous avez farci votre agenda de tâches trop lourdes pour être traitées en une seule fois. Par exemple, en prévision d'un court séjour à Miami durant la période de Noël, vous avez noté : Mardi de 18 h à 20 h – Organiser le voyage. À moins de bâcler le travail, de n'avoir aucune limite de budget ou d'aimer l'improvisation, en seulement deux heures, il vous sera impossible de trouver un bon hôtel bien situé et à un prix raisonnable, d'obtenir les billets d'avion les moins chers, de lister l'ensemble des monuments et quartiers à visiter, de réserver en ligne vos tickets pour les attractions payantes, de faire votre demande de visa et de booker une voiture pour le trajet depuis l'aéroport. Préparer sérieusement un tel voyage nécessite au moins une dizaine d'heures de boulot, et autant de tâches à disséminer dans votre agenda. Mon conseil : bien découper vos objectifs afin de les abattre dans des conditions optimales.

Maintenant que vous connaissez les erreurs classiques, vous allez limiter vos chances d'échouer. Et même si vous échouez, ne vous blâmez pas, ne vous découragez pas. C'est normal, c'est humain. Faites preuve de patience, recommencez tout à zéro, marquez une pause de réflexion, et lancez-vous à nouveau dans la bataille. Si l'envie de réorganiser votre vie, de la rendre plus intéressante, plus belle et plus productive vous tient profondément à cœur, et je suis convaincu que c'est le cas, vous allez y parvenir, quoi qu'il arrive, quoi que l'on vous raconte. Surtout, n'oubliez jamais : l'agenda est à votre service, il est votre création. C'est vous qui le contrôlez, pas l'inverse.

2. Quelques conseils pour maintenir un esprit focus et positif

Dans l'optique de favoriser vos chances de réussite, je vous ai dressé une petite série de conseils que j'applique régulièrement et dont l'efficacité a fait ses preuves dans ma vie.

Ne cherchez pas de coupables à vos malheurs et à vos échecs

« Lorsque vous vous plaignez, vous vous placez en victime. Laissez la situation ou acceptez-la. Tout le reste est de la folie. »

ECKHART TOLLE

Le Français est un râleur. Il aime se plaindre à longueur de journée, pour un oui ou pour un non. S'il n'a pas d'argent, c'est de la faute du Gouvernement. S'il est célibataire, c'est parce que tous les hommes sont des connards et toutes les femmes des salopes. S'il mange de la merde, la faute de Monsanto et de McDonald's. Si son travail est un calvaire, c'est de la faute de son chef. S'il est au chômage, c'est à cause de la crise. S'il s'ennuie dans sa ville, c'est parce que la mairie n'organise jamais rien. S'il est en retard, c'est à cause de la grève de la RATP. S'il se fait recaler en boîte, c'est parce que les patrons sont racistes. S'il est déprimé, c'est à cause des guerres et des horreurs de ce monde. Si personne ne l'apprécie, c'est parce qu'il est entouré d'imbéciles. Etc.

Oui, je sais pertinemment que parfois, des forces extérieures sur lesquelles nous n'avons aucune ou peu influence peuvent nous ralentir, nous bloquer ou nous paralyser. Mais focaliser dessus ne nous mène nulle part. Au lieu de pleurnicher et de dénoncer, réfléchissons plutôt à des moyens de nous extirper de ce fatalisme. Comme toujours, l'action et la remise en question doivent prévaloir sur la plainte et la victimisation. Si vous ne supportez plus votre boulot, trouvez-en un autre. Si tout le monde pense que vous êtes radin ou arrogant, cela ne signifie pas forcément que vous l'êtes, mais que votre attitude le laisse présager. Alors, modifiez votre comportement dans le bon sens au lieu de vouloir changer les gens. Si on ne vous a pas laissé entrer en boîte samedi dernier, êtes-vous sûr que c'est parce que vous êtes noir ou maghrébin ? Avez-vous songé que ce rejet pouvait être dû à votre tenue vestimentaire, à votre état d'ivresse avancée ou au fait que vous vous soyez pointés devant le videur avec un groupe de six mecs ? Je suis blanc, et il m'est arrivé un nombre incalculable de fois de me faire refuser l'entrée d'un club ou d'un bar branché pour l'une de ces trois raisons. Si la guerre et les atrocités vous dépriment, balancez votre télé à la poubelle et arrêtez de passer votre temps à lire les récits des derniers faits-divers bien glauques. Si vous ne supportez plus de vivre dans votre pays ou votre ville, changez de pays ou de région, le monde est vaste ! Si vous enchaînez les déboires amoureux, est-ce parce que vous n'avez rencontré que des connards ou des salopes, ou est-ce parce que vous répétez inlassablement les mêmes erreurs ? Si vous êtes scandalisés par les conséquences écologiques de la culture de l'huile de palme et les ravages de Monsanto, ne serait-il pas mieux d'arrêter de consommer des produits transformés et de n'acheter que des légumes bio, locaux et de saison ? Si vous êtes à découvert tous les mois, est-ce uniquement parce que votre salaire est trop faible et que les impôts sont trop élevés, ou est-ce aussi dû au fait que vous avez enchaîné les crédits à la consommation pour acheter une nouvelle télé et une nouvelle voiture et que vous passez vos samedis après-midi à arpenter les centres commerciaux et à claquer votre fric dans des objets superficiels et inutiles ?

Je sais que mes réponses à ces interrogations peuvent paraître simplistes et démagogiques, mais ce n'est ni le lieu ni le moment de développer cette thématique en profondeur. L'idée à retenir est la suivante : au lieu de polariser votre attention sur les éléments extérieurs, concentrez-vous plutôt sur vous et sur les solutions que vous pouvez apporter. Se plaindre ne mène à rien, si ce n'est au fatalisme et à la déprime.

Profitez des moments d'attente pour travailler sur vos objectifs

« La procrastination, c'est comme une carte de crédit : on s'amuse beaucoup, jusqu'à qu'on reçoive la note. »

CHRISTOPHER PARKER

Vous êtes dans le TGV Lyon – Paris lorsque soudain, en plein milieu de la campagne, le train s'immobilise. Le contrôleur annonce qu'il y a un incident et qu'il va falloir patienter pour une durée indéterminée.

Nous avons tous vécu ce genre de situation. Et que font les passagers quand cela survient ? Ils rouspètent, ronchonnent, insultent la SNCF, font les cent pas dans le wagon, essaient de voir ce qu'il se passe en regardant par la fenêtre, harcèlent le personnel du train pour avoir plus d'infos, racontent à leur voisin que ce n'est pas la première fois que cela arrive sur la ligne, ruminent sur les conséquences que pourrait avoir un retard sur leur emploi du temps…

Dites-moi ce que cela va bien pouvoir vous apporter de réagir de la sorte ? À part du stress et de l'énervement, rien ! Dans ce type de situation, il faut bien comprendre que quoi que l'on fasse, quoi que l'on dise ou quoi que l'on en pense, on ne pourra en aucun cas influer sur le cours des choses. Alors pourquoi perdre son temps à focaliser sur ce retard de train ? La prochaine fois que vous vous retrouverez dans une telle position, gardez votre calme et transformez ce temps perdu en temps productif : lisez un livre, mettez à jour votre agenda, écoutez un podcast instructif, réfléchissez à vos objectifs…

Si le train reste immobilisé deux heures, la majorité des voyageurs auront consacré ce temps à faire augmenter leur tension artérielle et leur rythme cardiaque, à jacasser et à se polluer l'esprit. Vous, vous aurez mis à profit ce temps d'attente pour avancer dans vos objectifs. D'autre part, petite digression une fois de plus, je trouve injuste et excessive l'intolérance dont font preuve les Français à l'égard de la SNCF. Les retards ne sont pas si fréquents qu'on voudrait le faire croire. Et quand bien même, ils ne dépassent que très rarement les cinq minutes. J'invite les pessimistes et les gueulards à prendre le train dans des pays comme l'Inde ou le Sri Lanka, ça aide à relativiser et à se rendre compte que notre système ferroviaire est (malgré tout) l'un des plus efficaces au monde.

Pour revenir à nos moutons, c'est la même chose quand on patiente dans la salle d'attente d'un médecin. La plupart des patients vont meubler le temps en se plongeant dans un vieux *Closer* ou *Paris-Match* relatant la dernière embrouille que Nabila a eue avec son mec. N'y a-t-il pas plus intelligent à faire ?

Voilà pourquoi je vous recommande de toujours avoir sur vous votre kit *anti-perte de temps*, qui sera composé d'un livre ou de votre liseuse électronique, de votre agenda et de votre liste d'objectifs, d'un bloc-notes ou d'un calepin (et un stylo !) et de quelques vidéos ou podcasts instructifs téléchargés dans votre smartphone.

Soyez ouverts aux nouvelles idées et aux remises en question

« Quand vous êtes dans le sens contraire du courant et que vous nagez vite, vous reculez moins que les autres. »

BERNARD TAPIE

Le monde change, de nouvelles idées et de nouveaux paradigmes s'imposent en force. Internet a bousculé la donne : désormais, le monopole de l'information n'est plus détenu par une poignée de médias en situation d'oligopoles. Des indépendants, de nouveaux médias financés par des appels aux dons et des personnalités inconnues jusqu'alors ont émergé sur la toile pour nous exposer leurs théories, leurs ressentis et leurs opinions. Bien sûr, il y a à boire et à manger, du bon et du mauvais, du solide et des conneries. Mais parfois, une remise en question de nos croyances et de nos paradigmes peut s'avérer salvatrice et productive.

Prenons quelques exemples d'actualité :

Depuis notre tendre enfance, nos parents, la publicité et le système scolaire n'ont cessé de nous rabâcher que les produits laitiers étaient bons pour la santé, qu'il fallait en consommer chaque jour sous peine de fragiliser nos os et d'entraver notre croissance. Tout le monde disait la même chose, personne ne réfutait cette affirmation… jusqu'au jour où quelques voix ont commencé à s'élever contre cette croyance. Parmi elles, des médecins, des professionnels et des gens tout à fait respectables. Selon eux, le lait animal ne serait pas adapté à la consommation humaine, et encore moins à celle des enfants. Trop de produits laitiers fragiliserait au contraire notre ossature et notre organisme et serait la cause d'un grand nombre de cancers, et notamment ceux de la prostate. Pour illustrer leurs propos, beaucoup reprennent cette affirmation devenue célèbre : *le lait de vache, c'est pour les veaux !* Une formule simple et choc, mais qui nous amène à réfléchir…

Dans le même ordre d'idée, nous avons toujours entendu dire que le petit-déjeuner était le repas le plus important de la journée et qu'il ne fallait surtout pas le sauter. Mieux, qu'il était indispensable de manger en grandes quantités produits laitiers, fruits, barres chocolatées, céréales et j'en passe. Et voilà qu'une fois de plus, des personnalités venues du Web viennent semer le trouble et la discorde. Selon elles, le petit-déjeuner serait le pire des repas. Pourquoi ? Parce qu'il interrompt le travail de digestion de nos organismes de façon trop brutale et qu'au lieu de nous apporter de l'énergie, comme on nous l'a toujours prétendu, il fatiguerait nos organes digestifs, et donc notre corps, dès le début de la journée. Pour certains opposants au petit-déjeuner, il serait même préférable de sauter cette sacro-sainte collation et d'attendre midi pour avaler nos premiers aliments de la journée.

Idem pour le jeûne, qui revient en force depuis quelques années et que nous sommes de plus en plus nombreux à avoir testé ou adopté. Priver notre corps de nourriture serait mauvais pour lui, disent certains. Tandis que dans le même temps, d'autres prétendent que le jeûne nous permettrait d'éliminer les cellules malades, de renforcer notre système immunitaire et de soigner certains troubles ou maladies. Alors qui croire ?

Je souhaite me cantonner à des exemples tournant autour de l'alimentation, mais vous savez pertinemment comme moi que cette thématique n'est pas la seule qui agite la toile qui voit de plus en plus émerger de nouvelles théories ou contre-vérités. Que cela concerne la politique, l'économie, la santé ou la culture, un tas de voix venues d'Internet contestent et remettent en cause les versions des faits relayées par les médias dominants et les politiques.

Mais la question n'est pas de savoir si vous pensez que le lait est bon ou non pour la santé, que le petit-déjeuner est un pilier de notre alimentation ou une hérésie, que le jeûne renforce notre système immunitaire ou l'affaiblit, que les interventions militaires occidentales au Moyen-Orient avaient pour but de sauver les populations d'une mort certaine ou de se positionner dans le business du gaz et du pétrole. Non, votre avis, je m'en fous, comme vous vous foutez du mien !

Ce que je souhaite vous transmettre comme message, c'est que lorsque vous entendez une nouvelle théorie, une remise en question de vos croyances ou un positionnement novateur, ne soyez pas bornés ou fermés. Ce n'est pas parce qu'*on a toujours fait comme ça*, que c'est la bonne méthode. Pour ceux qui ne le savent pas ou qui n'étaient pas nés, je vous rappelle que dans les années 50, le tabac était considéré comme bon pour la santé et que des pubs mettant en scène des médecins vous recommandant des Camel ou des Marlboro parce que c'est meilleur pour la gorge, pullulaient dans les journaux. À l'époque, tout le monde y croyait... Pourtant, aujourd'hui, quiconque oserait prétendre que la cigarette est bonne pour la santé se ferait censurer, insulter, voire jeter en prison. Ce qui était vrai hier ne le sera plus forcément demain.

Pour conclure par un exemple, si vous ne savez plus trop quoi penser du petit-déjeuner, eh bien, essayez de vous en passer pendant une semaine, et vous verrez bien. Si vous vous sentez faible et avez des migraines, c'est que votre corps a besoin de ce repas. Mais si, au contraire, vous découvrez que vous avez plus d'énergie en vous en passant, alors c'est que vous devez arrêter de le prendre. La vérité absolue n'existe pas, aucune théorie n'est universelle. Chaque organisme et chaque esprit réagissent d'une façon différente. Alors, n'hésitez pas à tester de nouvelles choses. Qui sait, vous pourriez tomber sur une révélation.

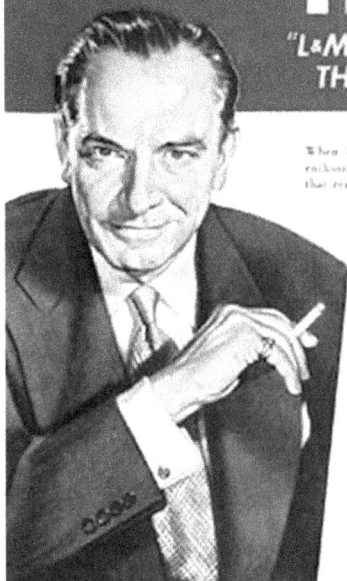
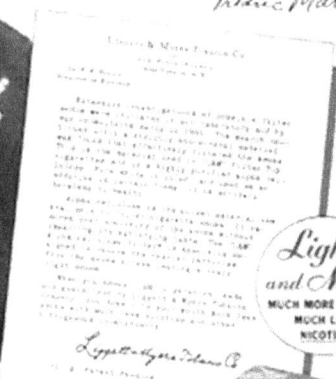
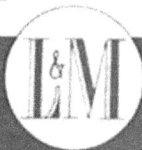
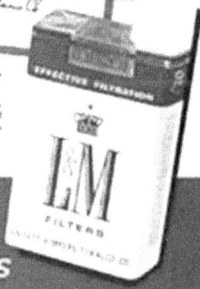

Ne perdez pas votre temps et votre énergie à critiquer

« Les haineux sont mes préférés. J'ai bâti un empire avec les briques qu'ils m'ont jetées dessus. Continuez ! »

CM PUNK

Internet regorge de ces personnes que l'on désigne sous le nom de *haters* ou *haineux*. Leur passe-temps favori est de critiquer, insulter, rabaisser, moquer ou dénigrer. En général, elles s'attaquent à des personnalités du sport ou de la musique, à des youtubeurs célèbres ou amateurs et à des personnes qui ne pensent pas comme elles. Parmi ces gens, s'élève une catégorie que je qualifierai, non pas de haineuse, mais de stupide et pathétique. Ce sont ces personnes qui ont choisi de s'attaquer systématiquement à la même personnalité et qui, assises derrière leur ordinateur, attendent qu'une nouvelle vidéo, un tweet ou un post Facebook apparaisse sur les réseaux pour aussitôt se déchaîner contre son auteur. Ce qui est hallucinant et relève même de la psychiatrie, c'est que ces *haineux* s'imposent la vision d'une vidéo ou la lecture d'un article rédigé par quelqu'un qu'il déteste dans le seul but de pouvoir le critiquer et l'insulter par la suite. Quand on consacre un temps précieux à ce type d'activité stérile, c'est que l'on s'emmerde profondément dans la vie, que l'on n'a aucun agenda ni objectif et que l'on évacue sa frustration et son aigreur en déversant sa haine sur des personnes qui, elles, ont réussi à créer et à passer à l'action.

De nouveau, je vais illustrer mes propos par un exemple. Vous connaissez sûrement le rappeur Marseillais Jul ? Pour ceux qui savent de qui je parle et qui ne l'apprécient guère, j'entends déjà des voix s'élever et beugler : « Punaise ! J'hallucine ou le type a l'intention de disserter sur Jul alors que je pensais avoir acheté un livre sérieux ? » Ne vous braquez pas, l'unique raison pour laquelle je prends le cas de ce rappeur est qu'il incarne, à mon sens, le parfait exemple de ce que je cherche à souligner. Pour ceux d'entre vous qui n'auraient aucune idée de qui est ce Jul, sachez juste qu'il est l'un des plus gros vendeurs de disques en France depuis quelques années, qu'il sort un album en moyenne tous les trois mois, qu'il est adulé par un large public en majorité composé d'adolescents et que ses nombreux détracteurs l'attaquent inlassablement sur deux points : il chante en Auto-tune et commet énormément de fautes de syntaxe, d'orthographe et de conjugaison.

Au pire, vous pouvez toujours remplacer Jul par un autre rappeur ou n'importe quel artiste ou personnalité faisant l'objet de critiques et de polémiques massives, l'idée est la même.

Jul, on aime, on n'aime pas, ou on reste indifférent. Les goûts et les couleurs des autres, ce ne sont pas nos oignons, chacun est libre d'aimer ou d'écouter la musique qu'il veut. Pourtant, je crois n'avoir jamais vu sur les réseaux sociaux autant de haine se déverser sur un même artiste. La teneur des commentaires à l'encontre de Jul est parfois d'une violence et d'une haine inouïe. Et au-delà de la haine, c'est surtout la stupidité de ses détracteurs qui me fascine. J'ai dans mes *amis* Facebook deux ou trois personnes qui proclament détester le rappeur, qui ne fait « que de la merde » et n'est rien de plus qu'un « analphabète ». Alors, pour soutenir leur thèse et bien nous faire comprendre que Jul est une grosse merde, ils postent tous les deux jours une vidéo, un article ou une photo de l'artiste sur leur mur Facebook afin de bien le défoncer et l'insulter en public. En clair, ces gens passent leur temps à rechercher des informations ou à visionner des clips musicaux d'un type qu'ils haïssent dans le seul but de pouvoir le critiquer… J'hésite entre la schizophrénie et la débilité profonde. Parce qu'au fond, qui est la grosse merde entre Jul et celui qui consacre son temps à le dénigrer ou à le rabaisser ? Est-ce le rappeur, qui, quoi qu'on en dise ou en pense, vend des milliers de disques, empoche des millions d'euros et vit de sa passion, ou le *hater*, qui n'a aucun objectif et évacue la frustration d'une vie monotone en déversant sa haine sur une autre personne ?

Si vous n'aimez pas un artiste, une personnalité, un film, une série ou une émission télé, ne le regardez pas, ne l'écoutez pas, arrêtez de suivre son actualité sur les réseaux sociaux ! Critiquer pour critiquer n'aboutit à rien, c'est une perte de temps et d'énergie. Car n'oubliez pas que pendant que vous déversez votre mépris sur une personnalité, cette dernière bosse sur ses projets et encaisse le pognon. Pour clore sur le rap, je vous laisse avec une citation de Booba : « Si t'aimes pas, t'écoutes pas, et puis c'est tout ».

Soyez flexible et formez-vous tout le long de votre vie

« Si vous ne vous sentez pas aussi bien que vous l'espériez, c'est peut-être parce que les règles du jeu ont changé, et que personne ne vous en a informé. »

SETH GODIN

Le monde du travail change à une vitesse fulgurante. Il y a dix ou vingt ans en arrière, les usines ont commencé à fermer en masse, les machines ont remplacé les ouvriers spécialisés et les délocalisations dans les pays à bas coûts sont devenues la norme, laissant une frange de la population active sur le carreau.

Alors, pour se prémunir de cette hécatombe et tirer leur épingle du jeu, les gens se sont mis à suivre des cursus universitaires toujours plus longs et plus pointus et se sont orientés vers le secteur tertiaire et les professions libérales. En accédant à des professions intellectuelles, ils croyaient dur comme fer s'être mis à l'abri du licenciement pour le reste de leurs jours. Grave erreur...

Car malheureusement pour eux, le raz-de-marée technologique qui a ravagé le monde ouvrier n'avait pas l'intention de s'arrêter là. Des domaines dans lesquels les humains se pensaient indispensables et indétrônables sont aujourd'hui en train de se faire rattraper par l'intelligence artificielle. Et cette fois-ci, ce n'est pas un bête robotaspirateur qui nous menace, mais de redoutables machines de guerre dont la force de frappe et l'intelligence dépassent de loin tout ce que notre cerveau de primate pourrait imaginer.

Des professions qui se croyaient nobles et intouchables sont sur le point de se faire submerger par l'arrivée de nouvelles intelligences artificielles. Ce n'est plus de la science-fiction, c'est la réalité.

Saviez-vous qu'il existe des programmes capables de dépister un cancer chez un patient avec un taux de réussite supérieur à celui des meilleurs cancérologues au monde ? Qu'une intelligence artificielle spécialisée dans le droit est en mesure de rechercher l'information, de la synthétiser et de proposer la meilleure plaidoirie possible avec une efficience à faire pleurer les ténors du barreau ?

Partant de ce constat, et si votre vie est en jeu, à qui allez-vous choisir de confier votre destinée ? Le cerveau humain ou le cerveau artificiel ?

Alors, imaginez un peu le sort que l'on va réserver aux caissières, aux comptables ou aux chauffeurs de taxi si des programmes intelligents sont déjà capables de reléguer un éminent chirurgien ou une sommité du droit au rang d'assistant ou de secrétaire…

Pour les caissières, vous le savez, c'est déjà foutu. Les caisses automatiques les remplacent petit à petit et les chanceuses qui n'ont pas encore été évincées le seront très rapidement dès lors que les magasins sans caisses, expérimentés notamment par Amazon et fonctionnant sur le principe de détecteurs sensoriels, seront généralisés. Quant aux taxis, qui n'ont jamais jugé nécessaire de se remettre en question en raison de leur monopole qui les faisait se sentir tout-puissants, l'addition est salée ! Uber en Occident ou Grab en Asie les ont délogés comme de vulgaires squatteurs en seulement quelques mois. D'ici à cinq ans, au grand maximum, plus personne ne sera assez naïf pour faire appel à un taxi et se faire facturer le même trajet trois fois plus cher que s'il était passé par une application, qui elle, au moins, a le mérite de ne pas choisir ses trajets ou de snober ses clients. Mais que les chauffeurs Uber ou Grab ne s'imaginent pas être à l'abri du progrès : l'arrivée massive de la voiture sans chauffeur n'est qu'une question de temps…

Concernant le comptable, j'ai le pressentiment que lui aussi n'en a plus pour très longtemps avant de se faire dézinguer par une intelligence artificielle qui sera en mesure de produire 24/24 cent factures à la minute sans aucune erreur et de les envoyer dans la foulée en un centième de seconde à son homologue côté fournisseur qui lui aussi sera une intelligence artificielle.

La comptable de 50 ans, qui n'a jamais rien fait d'autre de sa vie que des factures, qui est toujours incapable de faire une addition sur Excel et qui tape sur son clavier en utilisant un seul doigt n'a aucune chance de survivre dans le monde qui frappe à notre porte. Elle sera éliminée sans aucune pitié.

Vous trouvez ça scandaleux, révoltant, inhumain ? Peut-être, et après ? Que comptez-vous faire ? Une grève, un barrage sur l'autoroute, séquestrer le PDG de votre boite ? Et ensuite ? Pensez-vous que parce que vous avez défilé sur les Champs-Élysées et balancé des œufs pourris sur le pare-brise de la voiture du ministre du Travail et de l'Emploi, les informaticiens et les ingénieurs de Facebook, Amazon, Google,

Microsoft et Apple vont abandonner leurs projets de recherche sur l'intelligence artificielle ? Dans le meilleur des cas, vous ne gagnerez qu'une remise de peine de quelques mois avant de vous faire licencier un bon coup de pied aux fesses, comme le plan initial le prévoyait.

Je sais que c'est dur à entendre, mais c'est le monde qui nous attend. Alors, plutôt que de le dénoncer ou de pleurnicher, ne vaut-il mieux pas l'accepter et s'y adapter ? À vous de voir…

Aujourd'hui, même les études ne sont plus un gage de réussite et ne vous garantissent plus d'avoir un job intéressant et bien payé. Ce qui prime dorénavant, ce sont les connaissances et les compétences. Seuls ceux qui auront les bonnes informations tireront leur épingle du jeu. Si vous aviez une start-up, qui recruteriez-vous entre un trentenaire Bac + 8 ayant passé cinq ans à un poste administratif à hautes responsabilités et un gamin de 20 ans qui n'a pas son bac, mais passe ses journées à coder et à créer des programmes informatiques depuis sa chambre ?

Le salariat, le CDI ou la fonction publique ne sont plus synonymes de sécurité et d'emploi à vie. Cette époque est révolue et ce n'est pas un contrat ou une grève qui empêcheront l'intelligence artificielle d'expulser un salarié de son fauteuil.

Je ne prétends pas détenir la recette miracle, je dis juste qu'il faut bien prendre conscience de ces changements majeurs qui nous pendent au nez et s'y préparer le mieux que l'on peut.

Et la meilleure façon de l'être, c'est de se former toute sa vie, de s'intéresser aux nouvelles technologies, de se diversifier professionnellement, de réfléchir à un business à priori à l'abri de l'intelligence artificielle.

Voilà pourquoi vous devez lire des livres, écouter des vidéos ou des podcasts et suivre des formations tout le long de votre vie. Cela vous permettra d'acquérir de nouvelles informations et de nouvelles compétences.

Rendez-vous compte de la chance que nous avons aujourd'hui et de la facilité déconcertante avec laquelle nous pouvons accéder à toute l'information dont nous avons besoin. Il y a 25 ans, il fallait déplier une carte routière longue de 2 mètres pour préparer un trajet en voiture. Il fallait ouvrir un dictionnaire ou se rendre à la bibliothèque pour trouver la réponse à la moindre de nos questions et si vous vouliez apprendre une nouvelle langue ou vous former dans n'importe quel domaine, il était impossible de faire autrement que de s'inscrire à des cours. Mais maintenant, nous avons Internet ! Tout y est. Il vous suffit juste de savoir ce que vous cherchez.

Restez à la page, utilisez les nouvelles applications, communiquez via les outils qu'utilisent les plus jeunes, apprenez à vous servir de nouveaux logiciels. Si vous commencez à dire « Oh, c'est plus de mon âge tout ça ! », vous êtes morts, économiquement parlant.

N'hésitez pas à remettre vos paradigmes en question, à changer de boulot, de boite ou d'activité. N'ayez pas peur de quitter votre ville ou votre pays si votre lieu de résidence ne vous offre aucune opportunité.

Si vous n'avez exercé qu'un seul métier répétitif durant toute votre vie, vos chances de survivre à une révolution économique et technologique sont minces. La flexibilité ne sera plus une originalité, mais une obligation, une nécessité.

N'attendez pas que la vague vous submerge pour commencer à pagayer !

N'attendez pas les autres

Beaucoup de personnes éprouvent une peur viscérale à l'égard de la solitude. Passer une soirée seule à la maison parce que leur conjoint est en déplacement professionnel ou prendre leur repas de midi en solitaire les terrifie. On pourrait croire que ce besoin permanent d'être entouré soit imputable à une soif démesurée de sociabilité. Ça peut être le cas, parfois. Mais en réalité, le handicap dont souffrent ces gens, parce que c'en est un, est plus généralement dû à un profond manque de confiance en soi et à un ennui profond. Incapables de se divertir ou de s'occuper sans la compagnie de leurs congénères, ils vivent les moments de solitude comme une punition ou un calvaire. Ce sont en quelque sorte des assistés.

OK, l'analyse est peut-être pertinente, me répondriez-vous, mais en quoi cette peur irrationnelle de l'isolement constituerait-elle un problème pour le sujet qui nous intéresse ici ?

Eh bien, elle constitue un problème parce que ces gens ne pourront jamais réaliser leurs Grands Objectifs, ne pourront jamais achever leurs projets concrets ou vivre leurs passions à fond, si tant est qu'ils en aient.

Quand on est inapte à pratiquer une *activité* aussi simple que celle d'aller voir un film ou manger une pizza sans être accompagné d'une autre personne, on se condamne à subir le bon vouloir et les choix de ses semblables. Mais cet état de fait ne se limite pas uniquement aux *autophobistes,* il touche aussi un nombre incalculable de gens qui, s'ils sont capables de dîner en solo ou de mater un film sans leur conjoint, se montreront par contre inaptes à s'aventurer plus loin sans être flanqués d'un binôme.

Vous savez, je parle de cette personne qui souhaiterait s'inscrire dans une salle de sport, mais qui sans avoir la certitude qu'un ami s'abonne avec elle, ne franchira jamais le pas toute seule. Je parle de ces gens qui aimeraient bien aller voir le dernier Woody Allen au cinéma, mais qui faute d'avoir trouvé un candidat pour les chaperonner, y renoncent et se résignent à attendre la sortie du film en streaming. Ces individus qui rêvent d'un week-end à Rome ou à Londres, mais qui ne parviennent pas à convaincre quelqu'un de se joindre à eux, faute d'envie, de budget ou de compatibilité d'agenda et qui au bout du compte, seront atteints de la maladie d'Alzheimer avant d'avoir vu le Colisée ou Big Ben. C'est à la fois triste et ridicule, en définitive pathétique.

Ne soyez pas comme eux ! Et si vous vous êtes reconnus dans ces exemples, je vous en supplie, arrêtez les frais et prenez-vous en main ! Il n'y a rien de mal à pratiquer une activité en solitaire. Et même s'il est plus sympa et plus romantique d'arpenter le vieux Rome avec un amoureux ou une amoureuse, il est tout de même plus satisfaisant de l'avoir fait tout seul que de crever sur son lit d'hôpital en se remémorant tous ces beaux pays... où l'on n'a jamais mis les pieds, parce que tout le long de son existence, on a attendu l'aval des autres.

Si les activités en solo vous effraient, commencez par vous poser la bonne question et tenter d'y répondre avec franchise : pourquoi en ai-je peur ? Est-ce par manque de confiance en moi, peur de l'inconnu, peur de me planter, peur du jugement et du regard des autres, crainte de me retrouver face à face avec mes pensées et mes doutes sans aucune échappatoire possible ? Trouvez la réponse et focalisez-vous sur la solution, qui une fois n'est pas coutume dans ce livre, réside probablement dans le passage à l'action.

Je vais vous donner un exemple tiré de ma propre expérience. Il y a cinq ans de cela, j'ai effectué pour la première fois de ma vie un voyage en solo. Ce n'était pas bien loin, c'était en Irlande. Ce n'était pas bien long, ça a duré une semaine. Et surtout, ce n'était pas motivé par l'une des raisons invoquées plus haut. Mais ça n'a que très peu d'importance, le résultat étant le même à l'arrivée.

Je ne vous cache pas qu'à une heure de l'embarquement, qui devait se faire aux alentours de minuit et donc me faire arriver à Dublin en pleine nuit (ce qui n'est pas l'idéal en termes de logistique quand on atterrit dans un pays que l'on ne connaît pas), je n'en menais pas large. Je commençais même à me demander ce que je foutais là et si je n'avais pas fait une belle bêtise. Mon anglais, somme toute assez bancal, ne me rassurait guère non plus.

Mais avec du recul, si je fais le bilan de ce voyage, voici ce que j'en ai tiré de bénéfique :

- **Une meilleure confiance en moi** : je savais dorénavant que j'étais en mesure de partir seul à l'étranger, de me faire comprendre et d'échanger dans une autre langue, d'organiser un périple sans l'aide de personne et qu'il y avait toujours une solution en cas d'imprévu. (Comme trouver une chambre pour la nuit à deux heures du matin alors que tous les hôtels de la ville sont complets en raison d'un événement hippique majeur dont je n'avais pas connaissance.)

- **L'acquisition d'une nouvelle forme d'autonomie** : désormais, je pourrai voyager où bon me semble et quand je le voudrai, sans avoir à me soucier de trouver une copine ou un ami pour m'accompagner. Si quelqu'un veut se joindre à moi, c'est super ! Si personne n'est motivé ou disponible ? Tant pis, ça ne m'empêchera pas de le faire ! Et surtout, je n'aurai plus besoin de trouver des compromis sur les destinations, chose inévitable quand on voyage à plusieurs.

- **La certitude**, et l'avenir l'a prouvé, **d'élargir mon champ des possibles** dans un tas de domaines, car à partir de ce moment-là, je n'avais plus besoin de personne pour entreprendre les projets qui me titillaient.

Un an plus tard, je m'envolais pour New York, une nouvelle fois en solo. Je fantasmais sur ce voyage depuis des lustres, comme j'imagine des millions d'entre nous. Quelques années auparavant, j'avais failli aller à New York avec ma copine de l'époque. Malheureusement, le projet est mort en même temps que notre amour. Puis, c'est un ami qui m'a proposé de l'y accompagner. À cause d'une incompatibilité d'agenda, cela ne s'est pas fait. Je me souviens ensuite avoir invité un autre ami à se joindre à moi. Ayant de jeunes enfants, il ne pouvait accepter. Décidément, il devenait de plus en plus limpide que jamais je ne verrais l'Empire State Building et Central Park. Mais ça, c'était avant mon premier voyage en solo en Irlande.

Quand le désir et l'idée de passer un séjour à New York m'ont à nouveau traversé l'esprit, il ne m'a pas fallu longtemps pour passer à l'action. Sans me soucier de savoir qui pourrait bien m'accompagner, j'ai acheté mes billets d'avion trois jours après avoir pris ma décision.

Alors évidemment, ne me faites pas dire ce que je n'ai pas dit. Je n'affirme pas qu'il faille tout faire en solo, bien au contraire. J'adore voyager avec des amis, aller prendre un verre avec une femme et faire du sport avec des partenaires. Mais si l'envie me démange de visiter le Québec, de me prendre une bière en terrasse ou d'aller faire un footing et que personne n'est disponible à ce moment-là, je m'en contrefous et fonce !

Réveillez-vous dans de bonnes conditions

« Si vous voulez vraiment rêver, réveillez-vous. »

DANIEL PENNAC

Qu'il y a-t-il de plus violent et agressif que la sonnerie d'un réveil qui vous éjecte sans vergogne d'un doux rêve et du confort douillet de votre couette ? Chaque matin, une pulsion de meurtre vous envahit quand le bourreau enclenche sa monotone et crispante mélodie. Si votre smartphone ne vous avait pas coûté un bras, vous lui exploseriez volontiers sa carcasse contre le mur de votre chambre.

Sortir de son lit à l'aide d'une alarme n'a vraiment rien de naturel. C'est brutal et intrusif, une arme de destruction massive pointée sur votre motivation. Alors comment faire, me diriez-vous ? Se réveiller au chant du coq alors que les seules volailles disponibles à 30 kilomètres à la ronde croupissent en tranches dans une barquette recouverte de cellophane ?

Il existe une autre solution : se réveiller avec le soleil. C'est tout ce qu'il y a de plus naturel, c'est doux et agréable et surtout, c'est silencieux.

Évidemment, ce n'est pas si facile que ça en a l'air. D'une part, parce que le soleil ne va pas se caler sur vos horaires. D'une autre, parce que certaines journées d'hiver dans le Nord ou l'Est de la France peuvent s'écouler sous une luminosité faiblarde, voire quasi inexistante, ce qui ne vous empêche pas d'essayer ce réveil naturel de temps à autre.

Le truc, c'est de laisser les volets de votre chambre ouverts en permanence, et donc la nuit. Oui, je sais, certains en sont incapables. Mais ont-ils fait le test avant de se montrer si catégoriques ?

Imaginons que cette semaine vous devez vous réveiller à 7 heures et que le soleil sort de sa tanière à 6 heures à cette période de l'année. Si vous laissez les volets ouverts, les premiers rayons vont délicatement vous tirer de vos songes, sans violence, et même si vous vous rendormez ou somnolez de nouveau, la sonnerie du réveil qui retentira une heure plus tard vous paraîtra moins agressive et brutale que si vous aviez dormi les volets fermés.

À titre personnel, ce que j'affectionne le plus est le réveil au soleil pendant le week-end. Cela fait des années que je n'utilise plus aucun réveil les samedis et dimanches, sauf bien sûr si je dois me lever à 5 heures pour prendre le train ou l'avion. Eh bien, croyez-le ou non, mais je me lève en moyenne entre 7 heures et 9 heures du matin tous les week-ends, alors qu'il y a cinq ans de cela, volets clos et réveil programmé, je traînassais sous les draps jusqu'à 10 heures et parfois midi !

Se faire réveiller par le soleil est ce qu'il y a de plus plaisant et de plus agréable pour un organisme humain. C'est la méthode la plus naturelle et la plus progressive que vous pourrez trouver. Tout le contraire de ce satané réveil, symbole de l'esclavage moderne et de la déprime matinale.

Alors essayez, on ne sait jamais !

Redevenez ce créateur

« L'art est le fruit de la créativité des gens libres. »

JFK

L'une des principales raisons qui nous font parfois nous sentir inutiles ou nous donnent l'impression de vivre une existence dénuée de sens, est le caractère immatériel et abstrait que revêtent les tâches que nous accomplissons dans nos professions. Compléter un tableau Excel, vendre un produit ou une solution, passer des coups de fil ou constituer un reporting financier n'est qu'une succession d'exécutions dépourvues d'une réalité tangible. Une fois l'action exécutée, il ne nous reste plus rien de concret, juste la satisfaction de savoir que notre travail a permis d'améliorer ou de faire fonctionner l'un des rouages de l'entreprise. Une satisfaction souvent insuffisante pour nous combler, d'autant plus que le *plaisir* diminue les années passant.

À défaut d'être bien payé ou d'avoir des congés payés, l'ouvrier américain bossant à la chaîne dans une usine automobile à l'époque du fordisme ou du taylorisme avait au moins la satisfaction de voir le résultat de son travail : une voiture ! Idem pour l'agriculteur, qui pourra toucher et saisir le fruit de son labeur au sens premier du terme. Alors qu'un commercial qui a décroché un nouveau contrat ou un contrôleur de gestion qui a passé deux jours sur Excel à éplucher le bilan de fin d'année ne verra jamais le résultat de son labeur. La seule chose qu'il verra ou saura, c'est que son action, cumulée à celles de ses collègues, aura permis d'accroître le chiffre des ventes de 5 % ou d'améliorer la marge nette d'un tiers. Mais concrètement, rien ! Rien de visible ou de matériel. Juste un chiffre dans un tableau, éventuellement une prime ou les félicitations de son chef. Beaucoup s'en contenteront, je ne dis pas l'inverse, mais certains commenceront avec le temps à se demander à quoi tout cela peut-il bien rimer ? Et surtout, que restera-t-il de mon *œuvre* une fois que j'aurai quitté ce monde ? Un fichier croisé dynamique ?

Si vous faites partie de ces *rebelles de la dématérialisation*, ce qu'il vous manque (peut-être), c'est de vous trouver des objectifs ou des loisirs créatifs. De tout temps, l'humain a créé de ses propres mains, que ce soit pour la construction de sa maison, la fabrication d'outils ou la transformation de ressources animalières en produits de consommation courante. Mais à notre ère, excepté pour quelques professions de plus en plus marginales, la création a été confiée aux machines et aux robots.

Si vous en ressentez le besoin, réactivez le désir créatif que vous avez enfoui en vous depuis votre passage dans la *vraie* vie active. Vous aimiez écrire, peindre, dessiner, tricoter, coudre, fabriquer des bijoux, customiser des vêtements, sculpter, travailler le bois, jardiner ou cultiver ? Alors pourquoi avoir arrêté ? Vous vous sous-estimez, vous dites que vous n'avez plus le temps ni le talent suffisant ? Excuses refusées ! Ce sont des foutaises ! Regardez la joie et la fierté qu'éprouve un enfant qui vient vous montrer le gribouillis qu'il vient de dessiner, celle du scout qui vient de construire une cabane en bois ou celle encore de l'ado qui a écrit un poème dans sa chambre ou a reçu les félicitations de son professeur pour la dissertation qu'il vient de rendre. Ces jouissances créatives ne sont pas le monopole des moins de 16 ans, ne vous en privez plus !

N'anticipez pas les maladies

« Si tu es malade, recherche d'abord ce que tu as fait pour le devenir. »

HIPPOCRATE

N'avez-vous jamais remarqué que lorsque l'on se conditionne à attraper un virus, les chances d'être contaminé dans les jours qui suivent explosent ? Avez-vous relevé que les gens qui se gavent d'antibiotiques pour un oui ou pour un non sont les gens qui attrapent le plus de maladies ?

Dans le bureau où je travaillais, j'ai observé année après année la réaction tout à fait fascinante que certains de mes collègues avaient face à la maladie. Le scénario était toujours identique : quand l'un d'entre eux montrait les signes précurseurs d'une gastro-entérite ou annonçait à tout le monde qu'un état grippal le couvait, ou lorsqu'une épidémie de je ne sais pas quoi était annoncée dans la région, les gens adoptaient automatiquement l'une de ces trois postures :

- **Réaction n°1** : « Ne t'approche pas de moi, tu vas me refiler tes microbes ! Rentre chez toi, tu vas tous nous contaminer ! » ou « T'as vu ? Y a une épidémie de grippe dans la région. Avec la chance que j'ai, c'est sûr que je vais l'attraper. »
- **Réaction n°2** : pas de commentaire.

- **Réaction n°3** (et j'étais le seul à réagir de la sorte.) : « Je m'en fiche, j'attrape jamais rien, on peut même se serrer la main si tu veux, je ne crains pas. » ou « Une épidémie ? Ça me fait une belle jambe, tiens ! Je ne me sens pas concerné, c'est toujours les mêmes qui attrapent ce genre de trucs, mais moi, jamais. »

Question : à votre avis, qui se faisait contaminer systématiquement dans les 48 heures et qui n'attrapait jamais rien ?

Vous voyez où je veux en venir ? Je ne suis pas en train de vous dire que notre seule pensée ou état d'esprit nous protégera en permanence de toutes les maladies, mais je vous garantis par expérience que selon que vous adoptiez une posture forte et sûre de vous ou une attitude et un discours victimaire et fataliste face à la maladie, les probabilités de choper le virus de la saison passeront de 1 à 3, si ce n'est pas plus.

Mais attention, il ne s'agit pas juste de déclarer que vous n'allez pas être malade, il faut aussi en avoir la conviction, une conviction bien ancrée que je n'ai jamais lâchée depuis ces cinq dernières années. Affirmer que le mental a un impact sur la maladie n'est pas une charlatanerie ou de l'inconscience. Les médecins aussi abondent dans ce sens.

C'est un peu pareil avec les médicaments, même si la logique est un tantinet différente. Vous avez sûrement constaté comme moi que les personnes qui se gavent d'antibiotiques, d'antidépresseurs, de somnifères ou autres antalgiques sont en permanence malades, déprimées ou plus sujettes à des accidents bénins, des problèmes de digestion ou des fractures que ceux qui ne prennent aucun médicament (sauf cas critique ou maladie grave).

On le sait tous : gaver notre organisme d'antibiotiques, notamment, aura pour conséquence d'affaiblir nos défenses immunitaires. L'effet *guérisseur* et *apaisant* ne se fera ressentir que sur le très court terme et n'aura aucun autre effet bénéfique que cclui d'avoir éradiqué les symptômes d'un mal plus profond. Et puis, dans bien des cas, un état grippal, par exemple, disparaîtra de lui-même au bout de deux jours, que l'on ait ou non absorbé des antibiotiques. Le résultat est le même, à ceci près qu'une méthode affaiblit votre système immunitaire et que l'autre le renforce.

Une fois de plus, je ne vous sers pas de la théorie réchauffée au four à micro-ondes, je vous parle de ma propre expérience. Adopter cette posture qui consiste à *refuser* mentalement de tomber malade ne pourra pas vous faire de mal, alors ne vous en privez pas !

Arrêtez de regarder les actualités

« Si vous vous levez le matin en vous disant que l'avenir sera meilleur, c'est une belle journée. Sinon, ce n'en est pas une. »

ELON MUSK

J'ai déjà évoqué ce sujet à maintes reprises au cours de ce livre, mais il revêt un caractère si important et déterminant que je souhaitais lui consacrer à nouveau quelques lignes.

Les informations sont dans 50 % des cas des mauvaises nouvelles. Génocides, guerres, viols, meurtres, scandales politiques, corruption, pédophilie, catastrophes naturelles, crash d'un avion, attentats… et dans les 50 % restants, on ne trouve qu'un ramassis d'inepties : une polémique autour d'une blague machiste faite par un présentateur télé, le tweet prétendument homophobe d'un sportif, le divorce d'un crétin et d'une demi-mondaine, la couleur du string de *Miss France* ou la composition de la salade qu'a ingurgitée Brigitte à la terrasse d'un café tropézien.

Chaque fois que vous entendez sur les ondes qu'un tel événement s'est déroulé, chaque fois que vous visionnez des scènes de carnages à la télévision, écoutez des débilités ou que vous lisez un article consacré à ce que l'homme peut faire de pire, vous vous bousillez un peu plus le cerveau. Vous ne vous en rendez peut-être pas compte sur le coup, mais ce matraquage permanent vous détruit un peu plus chaque jour. Il influe sur votre moral, votre vision du monde et de l'humanité, votre foi en votre futur et en celui de vos enfants, vos choix de vie, votre intelligence, vos relations avec vos congénères, vos projets et vos objectifs.

Plus vous passez de temps devant la télé ou les réseaux sociaux à vous nourrir de faits-divers, et plus vous vous sentirez impuissant et déprimé.

Je ne dis pas non plus qu'il faille se couper du monde ou définitivement supprimer les news de notre vie. Pour ma part, une fois par jour, je jette un œil à Google Actualités pour avoir une vision d'ensemble de l'actualité et clique parfois sur un article qui pourrait m'intéresser. Il m'arrive aussi de suivre de près l'évolution d'un événement qui me tient particulièrement à cœur ou me concerne plus ou moins directement. Par exemple, je me trouvais au Sri Lanka en octobre 2018, période durant laquelle une grave crise politique secouait le pays. Pour des raisons de sécurité évidentes, je m'enquerrais quotidiennement de l'évolution de la situation, me tenant prêt mentalement à quitter le pays dans l'urgence si le conflit venait à dégénérer. La même chose s'est produite lors de l'attentat qui a endeuillé le Marché de Noël de Strasbourg en décembre 2018. J'ai lu de très nombreux articles sur le sujet et j'ai suivi l'évolution de l'enquête et la traque du tueur avec assiduité. Pourquoi ? Parce que j'ai vécu dix ans à Strasbourg, qu'elle est ma ville de cœur, que j'y ai des amis et que les meurtres ont été commis dans une rue que j'empruntais tous les jours. Il y a donc des exceptions, des cas particuliers qui nous *obligent* à suivre l'actualité, aussi répugnante soit-elle. Mais à part ça, je ne m'éternise jamais sur les informations.

Si l'une des premières choses que vous faites le matin, que ce soit en prenant votre petit-déjeuner, en faisant votre toilette ou en posant vos fesses derrière votre volant est d'allumer une radio ou une chaîne info, comment voulez-vous partir sur un bon pied et démarrer votre agenda dans la bonne humeur ?

Certaines personnes poussent même le vice jusqu'à programmer des alertes sur leur smartphone qui les prévient en temps réel quand un fait d'actualité marquant pointe son nez. À moins que vous ne soyez trader et que vous tenir au courant des infos en continu vous soit indispensable, dites-moi quelle est la finalité de recevoir un message vous annonçant que deux touristes se sont fait égorger par des islamistes dans le sud du Maroc tandis que vous passez un moment convivial et détendu avec des amis autour d'une bonne bouteille de vin ? À part vous saper le moral, je ne vois pas trop.

Limitez au minimum la consultation des news et comme je vous l'ai déjà conseillé, remplacez l'actualité et la radio par de la musique motivante et gaie ou des podcasts instructifs consacrés à des sujets qui vous passionnent.

Privilégiez l'expérience au matériel

« Les objets que vous entassez en trop grand nombre et sans logique vous agressent en permanence, physiquement et moralement. »

LOTHAR J SEIWERT

À une époque où je jouais au poker, j'entendais souvent les gens qui venaient de remporter un tournoi ou de gagner une certaine somme en cash game déclarer aux autres joueurs :

« Demain, je vais en ville et je me fais plaisir ! »

Sous-entendu, je vais claquer dans les 24 heures les 500 euros que je viens d'empocher, probablement en achetant un maillot de foot, un jeu vidéo ou des accessoires pour mon smartphone.

Beaucoup de personnes adoptent ce comportement quand une somme *inattendue* leur tombe entre les mains : gains aux courses hippiques, anniversaire, Noël, remboursement d'un trop-perçu par les Impôts, prime exceptionnelle au travail…

Pourquoi pas, me diriez-vous. Y a-t-il du mal à se faire plaisir ?

La vraie question à se poser est de savoir si l'achat impulsif d'une nouvelle paire de chaussures ou d'un énième appareil électroménager procure réellement du plaisir. Sur le moment, oui, prétendre le contraire serait démagogue. C'est bien connu que le shopping a cette propriété de relaxer et de satisfaire l'acquéreur, mais pour combien de temps ? Cinq minutes ? Une heure ? Vingt heures ? Et après ? Une fois dépensée votre prime de fin d'année en babioles ou en gadgets IKEA aussi fantasques qu'inutiles, que vous restera-t-il à part les yeux pour pleurer ?

Je me souviens d'une discussion avec un pote lors d'une soirée entre amis. Je revenais d'un petit voyage et cette personne m'avait sollicité pour que je le lui raconte. À la fin de mon récit, elle concluait par un traditionnel : « Quelle chance, j'aimerais bien faire comme toi, mais je n'ai pas l'argent. »

C'est triste, non ? La vie est trop injuste, comme dirait *Calimero*. Tandis que je m'apprêtais à verser une larme en culpabilisant d'être ce riche privilégié, ce dernier m'annonçait au cours d'une autre discussion quelques minutes plus tard qu'il venait de s'acheter un écran plat géant équipé de la 3D et de je ne sais quelles autres technologies de pointe. Le prix : 1 500 euros. C'est approximativement le prix que m'a coûté un séjour de 5 jours à New York, billets d'avion compris…

Je ne suis pas en train de juger sa décision, ni de juger quiconque. Chacun est libre de dépenser son argent comme bon lui semble, et fort heureusement ! Si untel a préféré s'acheter une nouvelle télé plutôt que de s'offrir un voyage à New York pour le même prix, c'est le cadet de mes soucis. Cette décision lui appartient. La seule réflexion que je m'autorise est la suivante : qui sera le plus épanoui, le plus heureux et le plus ouvert d'esprit des deux ? Celui qui consacre tout son argent à des appareils électroniques et des vêtements de marque ou celui qui favorise les voyages, les découvertes, les sports et toute expérience humaine enrichissante ? Qui aura le plus de regrets sur son lit de mort ?

Celui qui se remémorera la tarte aux oignons qu'il a préparée grâce à son Thermomix ou celui qui repensera au jour où il a traversé l'Amazone en pirogue ?

Recevoir un surplus d'argent ou gagner une somme *tombée du ciel* ne vous oblige pas à le claquer dans la précipitation et la futilité. Voyez plus loin, ne vous emballez pas, contrôlez cette foutue pulsion consumériste qui nous lobotomise depuis notre tendre enfance.

Privilégier les expériences au matériel ne se limite pas uniquement aux voyages. Partager un bon restaurant avec des amis ou son conjoint, s'essayer au parachutisme, déguster un bon vin ou s'offrir une place de concert procure les mêmes sensations de jouissance. Mieux vaut-il partager une table dans un restaurant étoilé ou une soirée devant la nouvelle télé ? Laquelle de ces deux options a le plus de chance de solidifier un couple et de maximiser ce bonheur d'être à deux ?

C'est à vous d'y répondre...

N'essayez pas de changer le monde

« Il y a des moments où il faut choisir entre vivre sa propre vie pleinement, entièrement, complètement ou traîner l'existence dégradante, creuse et fausse que le monde, dans son hypocrisie, nous impose. »

OSCAR WILDE

Le monde va mal, très mal. La crise se généralise, le chômage explose, la guerre frappe à nos portes, le peuple déprime, je déprime, nous déprimons, ils dépriment.

OK, et après ? On fait quoi ? On reste figé sur cette vision erronée du monde que nous rabâchent les chaînes d'information à longueur de journée ou on débranche la perfusion et on se reprend en main ? On se plaint, se lamente et dénonce ? Ou on passe à l'action en se concentrant sur notre propre existence ?

Que le monde aille bien ou mal, peu importe. La réalité est beaucoup moins manichéenne qu'elle y paraît. En appeler aux politiques, à l'ONU ou aux grands patrons pour qu'enfin la paix, la justice et l'égalité règnent dans ce monde est la plus stérile et la plus immature des réactions que vous pouvez avoir. Pourquoi ? Parce que ce n'est pas comme ça que fonctionne le monde. Espérer que les gens qui détiennent les pleins pouvoirs et les privilèges vont se battre pour vous et sacrifier leurs acquis par altruisme est d'une naïveté déconcertante. Soyons clairs et vulgaires : ils s'en branlent de vous !

Si quelque chose vous dérange dans ce monde, ne demandez pas aux autres de le changer. La seule personne en mesure d'améliorer la situation, c'est vous. Personne d'autre. Un changement global n'est en réalité que la somme de changements individuels. Quand je vois qu'à l'occasion de certaines manifestations, des types cagoulés saccagent un McDonald's ou un Starbucks sous prétexte de combattre ces symboles du capitalisme et de la malbouffe, je me marre, comme disait Coluche. Je me marre pour deux raisons : la première, c'est que leur acte aura pour seules conséquences de faire flamber le prix des cotisations aux assurances et de mettre une cinquantaine de personnes au chômage technique le temps de réparer les dégâts. La seconde, c'est que je mets ma main à couper que la moitié au moins de ces casseurs ira commander un Big Mac et une grande frite dans les semaines qui suivent. Si les fast-food américains vous débectent, n'y allez plus. C'est simple, c'est direct et c'est efficace. Vous avez accompli votre mission et participé concrètement au changement auquel vous aspirez. Quand on pense qu'il suffirait que 60 millions de Français boycottent ce type de *restaurants* pendant trois jours pour qu'ils mettent la clé sous la porte, toute manifestation ou violence visant à déstabiliser le capitalisme revêt dès lors un caractère absurde et dérisoire.

C'est la même logique avec les amis ou la famille. Qui n'a jamais tenté de changer une personne contre son gré ? OK, si quelqu'un doit se dénoncer, je me porte volontaire. À l'époque où j'ai commencé à modifier mon alimentation de façon radicale, remplaçant le soda par des jus de légumes, les burgers par des salades et les steaks hachés congelés par les biftecks locaux des artisans-bouchers, je n'ai pu m'empêcher de vouloir partager mes choix avec mes amis et ma famille. Mais je ne me suis pas contenté de partager, je suis allé plus loin. Je leur ai fait comprendre qu'ils ne bouffaient que de la merde et qu'ils devaient à tout prix reprendre en main leur alimentation. Croyez-vous que ça ait marché ? Non, car plus vous essayez d'imposer votre vision et vos choix à une personne, plus elle résistera et s'accrochera à ses décisions, même si elle sait qu'elles sont contraires à ses intérêts personnels. La fierté est souvent plus forte que la raison. En entreprenant de convaincre mon entourage des bienfaits d'un changement alimentaire, je n'ai fait qu'empirer la situation et je le regrette. J'ai mis du temps à enregistrer qu'il ne fallait jamais tenter de changer quelqu'un. Ça ne marche pas et plus grave encore, cela peut faire s'envenimer les choses. J'aurais dû me taire et peut-être qu'avec le temps, en voyant les bénéfices que j'avais tirés de ma nouvelle alimentation, certains m'auraient imité ou seraient venus me demander conseil.

C'est la même rengaine sur les réseaux sociaux où les gens débattent et s'insultent sur des sujets tournant autour de l'actualité ou de la politique. Machin ne pense pas comme moi ? Mais qu'est-ce que ça peut bien me foutre ? N'ai-je à ce point rien de mieux à faire de mon existence que de consacrer mon temps à contre-argumenter un type que je ne connais pas et qui pense que le rouge est la plus belle des couleurs alors que la mienne est le bleu ? Après avoir déblatéré toute mon argumentation, l'avoir copieusement insulté et avoir tenté de démonter son analyse, que me reste-t-il ? Qu'ai-je gagné à part du stress, de la frustration et la sensation de passer pour un paumé ?

Changez-vous, le reste n'est pas de votre ressort. Changez en vous ce qui vous déplaît dans ce monde, c'est la seule façon d'obtenir un résultat puissant et immédiat.

Si la guerre vous scandalise, ne votez plus pour des personnalités politiques ou des partis qui en ont déclaré. Les conditions de travail des enfants chinois qui fabriquent les baskets des grandes marques de sportswear vous révulsent ? Au fait, vous portez quoi aux pieds ?

Nous avons le pouvoir de changer les choses, mais il ne faut pas se méprendre sur la stratégie à adopter.

Explosez vos limites

« Je fais toujours ce que je ne sais pas faire, pour pouvoir apprendre à le faire. »

PABLO PICASSO

Que nous en ayons conscience ou non, notre éducation, notre famille, notre entourage, notre milieu social, le pays ou la ville où nous avons grandi, nos convictions politiques ou religieuses ont une influence massive sur nos ambitions et nos concrétisations.

Quand on ne fréquente que des personnes qui gagnent 2 000 euros par mois, on ne s'imagine même pas pouvoir un jour en gagner 20 000. Au-delà du caractère impossible que reflète cette éventualité, se greffe un sentiment d'indécence et d'illégitimité qui valide le point de vue limitant que nous avons adopté. Quand on a des parents qui nous ont rabâché toute notre jeunesse que faire des études et trouver un emploi sécurisé dans la fonction publique devaient constituer notre objectif professionnel ultime, il est difficile par la suite de reprogrammer son cerveau en mode entrepreneur. Si nous vivons dans un pays où la norme est de se plaindre et de passer son temps à critiquer, voir la vie sous un angle positif et proactif risque de s'avérer contre nature. Après s'être fait *brainwasher* le cerveau pendant vingt ans par un système scolaire et un pouvoir médiatique qui nous ont toujours présenté tels groupes de personnes comme étant les *gentils* et tels autres groupes comme étant les *méchants*, il y a peu de chances que notre opinion sur ces sujets nous autorise un jour à appréhender la chose sous un autre angle.

Dans son livre *Influence et Manipulation*, Robert Cialdini relate l'histoire de *l'affection auriculo-rectale* : « Un médecin avait ordonné des gouttes pour les oreilles pour un patient souffrant d'une infection douloureuse. Mais au lieu d'écrire complètement « Traitement analogue » sur l'ordonnance, le médecin utilisa des abréviations, si bien que l'ordonnance portait : « Traitement anal. » Recevant cette ordonnance, l'infirmière de garde mit avec diligence le nombre requis de gouttes pour les oreilles dans l'anus du patient. »

L'auteur en conclut que « quand une autorité légitime a parlé (parents, école, patron, Église...) le bon sens n'est plus de mise. »

Si j'aborde cette thématique dans ce livre, c'est parce que la détermination de vos objectifs, la croyance en vos capacités et en vos rêves ainsi que vos ambitions financières ou professionnelles seront inéluctablement influencées par ces facteurs. Et dans une majorité des cas, influencées de façon négative. On ne va pas se mentir, ce n'est pas évident d'en sortir. Se libérer du formatage que vous avez subi nécessitera parfois des années de *reprogrammation*. Une reprogrammation qui passera par une série d'actions que vous devrez mener à bien toute votre vie durant. Il va s'agir, et je ne vous apprends rien de neuf, de lire beaucoup de livres proposant des théories alternatives à vos croyances. De fréquenter des personnes ayant atteint des objectifs qui vous paraissent hors de portée (et si vous n'en avez pas la possibilité physique, rabattez-vous sur des vidéos, des blogs ou des interviews publiés par ce type d'individu). De tester des activités ou des pratiques qui vous semblent inconcevables aujourd'hui. (Partir une semaine en solo dans un pays étranger, se lancer dans un jeûne de 24 heures, aller voir un opéra, discuter avec un *opposant* politique ou religieux dans le calme et le respect.) D'écouter le point de vue de la partie *adverse* sur un sujet d'actualité brûlant en consultant des médias étrangers ou alternatifs. De lire les autobiographies de personnalités qui ont atteint des objectifs financiers monstrueux, bâti des empires ou réaliser leur rêve le plus fou. (Warren Buffet, Richard Branson ou Arnold Schwarzenegger, pour n'en citer que trois.) Et ainsi de suite.

Affranchissez-vous de cette vieille tradition populaire française qui consiste à reproduire le même schéma social et de pensée que ses parents ou son milieu d'origine et débarrassez-vous de cette croyance que vous n'avez pas le droit ou les capacités d'accomplir des objectifs extraordinaires.

Le plus dur, c'est de grimper au sommet du plongeoir. Mais une fois que vous y êtes, vous ne pouvez plus reculer. Une poignée de secondes de frayeur et à peine la tête sortie de l'eau, vous n'avez plus qu'une envie : recommencer.

Prenez des notes !

Plus haut dans ce livre, je vous conseillais de noter systématiquement et dans l'instant toutes les idées qui vous traversent l'esprit sur votre smartphone ou un calepin, afin de ne pas les oublier et de vous en mordre les doigts.

Mais prendre des notes, cela ne se limite pas à écrire noir sur blanc les pensées génialissimes que notre cerveau produit. Ce réflexe doit s'appliquer à (presque) tout, et plus particulièrement à la lecture. Si vous n'annotez ou ne soulignez jamais les phrases, les idées et les passages intéressants des livres que vous lisez, vos lectures, hormis vous offrir un moment de détente, ne vous apporteront pas grand-chose. Le conseil ou la citation inspirante que vous vous promettez de mettre en pratique dans votre vie aussitôt le livre achevé aura vite fait de se dissoudre dans les abîmes de votre mémoire si vous n'avez pas eu la vigilance de le noter. Résultat : vous ne passez pas à l'action et enchaînez sur un autre bouquin dont vous oublierez aussi les grandes idées dans les jours ou les semaines à venir. Prendre des notes ne doit pas forcément se restreindre aux ouvrages de développement personnel ou aux essais. Il arrive parfois que l'on tombe sur des perles ou des révélations alors que l'on tient un thriller ou une romance entre les mains. Alors notez-les ! Ne vous posez pas la question de savoir en quoi cette phrase, cette anecdote ou cette idée vous sera utile un jour. Contentez-vous de la noter, car si elle a retenu votre attention et vous a interpellé, c'est qu'il y a une raison.

Dans une moindre mesure, et parce que la démarche est moins naturelle et plus fastidieuse, pensez aussi à prendre des notes lorsque vous lisez un article, regardez un film inspirant ou visionnez une vidéo sur YouTube (je ne parle pas de cette vidéo où un débile profond se déhanche en slip sur du *Despacito*).

L'idéal, mais ce n'est pas obligatoire, serait de regrouper l'ensemble de ces notes dans un même fichier et de les classer par thèmes et/ou par auteurs. Parmi ces notes, il y aura deux catégories : celles que vous allez appliquer ou utiliser dans les jours qui suivent et celles plus abstraites et sans lien apparent avec un projet en cours. Elles constitueront votre vivier d'idées, votre boîte à inspiration.

Pour ma part, lorsque je m'immerge dans un nouveau projet, comme l'écriture de ce livre ou un voyage, que je souhaite me remémorer certains fondamentaux que j'ai tendance à délaisser ou que je n'ai tout simplement pas d'idée concrète pour me lancer dans une nouvelle aventure ou création, je me plonge dans mes notes et les épluche, parfois au petit bonheur la chance. Et devinez quoi ? J'y trouve toujours l'info, l'inspiration ou la solution dont j'avais besoin à ce moment-là.

Je vous l'ai déjà dit, mais je le répète : ne faites pas confiance à votre mémoire, elle n'est pas infaillible.

N'écoutez pas les conseils de ceux qui ne savent pas de quoi ils parlent

« Le monde est le miroir de nos angoisses. Si l'on a peur, il montre les dents. »

LUDOVIC HUBLER

Aujourd'hui, tout le monde a un avis sur tout, du moins, se sent obligé d'en avoir un. Le désir de se donner une contenance, la peur de passer pour un ignare ou un blaireau poussent les gens à se positionner sur des sujets dont ils ignorent parfois les tenants et les aboutissants. Certains ont des opinions sur des chanteurs qu'ils n'ont jamais écoutés, d'autres sur des conflits qu'ils seraient bien incapables de situer sur une carte. C'est magique ! Juger sans connaître est devenu un sport national ne requérant aucune licence ou compétence spécifique. Lire un article de presse subjectif ou s'infliger dix minutes de BFM suffit à ces personnes pour se forger une opinion. Approfondir, écouter des analyses contradictoires, expérimenter ou vérifier par soi-même n'est plus jugé utile à notre époque. Ce serait considéré comme une perte de temps. Laisser les autres ou une poignée de médias penser pour nous, c'est tout de même bien plus pratique !

Si ce type de personne peut prêter à sourire, il n'en demeure pas moins dangereux. Dangereux, car il peut vous influencer, vous démoraliser ou affecter votre motivation. Choisissez avec attention les personnes à qui vous demandez des conseils et gardez-vous bien d'écouter ceux qui tenteront de vous imposer les leurs.

Si vous projetez de créer votre propre business, n'écoutez que les conseils de ceux qui ont déjà monté une société. N'accordez aucune importance aux mises en garde de votre pote Jean-Luc qui est resté salarié toute sa vie. Ses conseils ou son avis partent peut-être d'une bonne intention, mais la vérité, comme dirait Sarkozy, c'est qu'il ne sait pas de quoi il parle.

Vous vous êtes pris un râteau par une femme et cherchez quelques conseils en séduction auprès de votre entourage masculin ? Pensez-vous que Steve, puceau en puissance qui ne sort jamais de chez lui et n'aura eu pour unique conquête qu'un amour de jeunesse platonique, vous sera d'un grand secours ?

Si vous envisagez de parcourir le monde en sac à dos, est-il pertinent d'écouter les mises en garde alarmistes de Tatie Josiane qui n'est jamais allée plus loin que le village voisin et qui, pourtant, vous assure que le monde est un coupe-gorge géant dans lequel il ne faut pas s'aventurer ?

Je le sais, on ne peut pas toujours éviter ce genre de conversations, surtout si les conseils que vous n'avez pas demandés vous sont promulgués par un membre de votre famille ou un ami proche. Alors, écoutez-les si vous ne pouvez pas faire autrement, mais n'y accordez aucun crédit quand la personne qui vous déroule ses recommandations ne possède aucune expertise ou expérience dans le domaine en question.

Si vous manquez de confiance en vous ou que votre projet n'est encore qu'embryonnaire, cinq minutes de discussion avec un spécimen de cet acabit peuvent suffire à vous retourner le cerveau et à anéantir vos ambitions. Méfiez-vous !

Apprenez à dire NON

« Ce n'est pas en suivant les pas d'autrui qu'on arrive à tracer son chemin. »

JIANG ZILONG

Quand on est bien éduqué, poli et un brin introverti, on a tendance à vouloir faire plaisir à tout le monde. On craint de blesser ou de vexer, alors on dit amen à tout, même si cela implique d'aller à l'encontre de ses désirs ou de ses objectifs.

Un ami vous propose de l'accompagner à un match de foot alors que vous détestez ce sport et qu'il vous ennuie à mourir ? Une copine vous invite à passer votre dimanche après-midi avec elle à lézarder sur la plage tandis que vous aviez prévu de bosser sur l'un de vos projets ?

Dites non ! Refusez l'invitation.

Il est tentant et plus aisé de dérouler une excuse bidon ou un mensonge. Prétendre que l'on est malade ou que l'on doit aller manger chez ses parents pour esquiver une sollicitation, on l'a tous déjà fait au moins une fois. Mais un mensonge en entraîne souvent un autre et si l'on s'embrouille, la supercherie sera détectée. Et un ami qui découvre que vous lui avez menti risque de très mal le prendre. Même s'il ne vous l'avouera jamais, votre comportement pourrait bien à terme détériorer votre relation.

Alors, rangez votre panoplie de *Super-Myto* et affirmez-vous. Si vous ne voulez pas faire quelque chose pour une raison qui vous est personnelle, dites-le simplement.

Si vos amis sont intelligents, vous ne les blesserez pas en invoquant un refus courtois et justifié. Et si c'est le cas, s'ils vous font la gueule, vous incendient ou vous blâment, c'est qu'ils sont stupides ou égoïstes et qu'ils se fichent de votre personnalité et de vos choix de vie. Dans ces conditions, posez-vous la question de savoir s'il est pertinent et sain pour vous de conserver ce type de personne dans votre entourage.

Ne vous laissez pas influencer par les jours et la météo

« Le mauvais temps n'existe pas, il y a juste différentes sortes de beaux temps. »

JOHN RUSKIN

Dans notre inconscient collectif, chaque jour de la semaine nous renvoie à un état d'esprit ou à des activités bien particulières. Le lundi, on se sent *obligé* de déprimer parce que l'on doit retourner au bureau après deux jours de repos. Cet état de déprime touche même certaines personnes dès le dimanche soir, comme s'il était une fatalité, une normalité, voire un rituel. Le mercredi est considéré comme le jour des enfants et des RTT. Le vendredi est supposé être excitant parce que c'est la veille du week-end. Le samedi après-midi doit être consacré aux courses et à la traditionnelle balade en centre-ville ou dans le dernier centre commercial à la mode. Le dimanche, on est censé faire une balade en forêt ou traînasser devant la télé en pyjama, au choix selon son humeur.

Quand il pleut, on a le moral dans les chaussettes et l'on renonce à toute activité extérieure, excepté l'incontournable séance de cinéma. A contrario, les jours de grand soleil, on se sent obligé de sortir, de faire un barbecue ou d'aller à la plage sous peine d'avoir gâché une si belle journée.

À l'approche de Noël, on est heureux et excité à l'idée de passer du temps avec sa famille autour d'un bon repas, mais quand on est seul, on se laisse envahir par un sentiment de mélancolie qui paraît inéluctable et acceptable. En janvier, on prend de bonnes résolutions, que ce soit de s'inscrire à la salle de sport ou d'arrêter de fumer. Quand le printemps arrive, on prend soin de son physique dans la seule optique d'afficher un corps ferme et sexy en maillot de bain. Septembre est synonyme de rentrée, même si l'on n'a pas d'enfants et que l'on a travaillé tout le mois d'août. Et qui dit rentrée, dit coup de blues ou mise en place de nouveaux objectifs.

Il serait hypocrite et faux de prétendre que le climat et la période de l'année n'ont aucune influence sur nos comportements et notre état d'esprit. Mais il serait également idiot de croire que nous n'avons aucune maîtrise des émotions que génèrent en nous ces caractéristiques temporelles et météorologiques. Il suffit de *reformater* son cerveau et ses croyances, d'arriver à détacher le corps et l'esprit de ces facteurs extérieurs. Ce n'est pas au jour de la semaine ou au ciel de vous dicter votre emploi du temps et de vous imposer une humeur. Vous débarrasser de cette attitude réactive n'est pas si difficile que ça en a l'air. Une fois de plus, ce n'est qu'une question de passage à l'action, d'adoption de nouvelles routines et de respect de votre agenda.

Si vous avez prévu d'aller faire un footing et qu'il pleut, allez-y quand même, ce ne sont pas quelques gouttes de pluie qui vont vous tuer. (Évidemment, s'il tombe des trombes, restez chez vous.) Si vous avez décidé d'arrêter de fumer ou de reprendre le sport, n'attendez pas le 1ᵉʳ janvier et cette absurde tradition des bonnes résolutions du début d'année pour passer à l'acte. Ce n'est pas parce qu'il fait un temps sublime que vous devez vous forcer à prendre l'air alors que vous avez un Objectif Concret sur lequel vous devez bosser. Le dimanche après-midi ne doit plus être synonyme de glandouille et de télévision, vous avez mieux à faire dorénavant. Idem pour le dimanche soir. Au licu de le passer devant le traditionnel et déprimant duo journal télévisé et vieux film des années 80 rediffusé pour la dix-millième fois, allez boire une bière avec un ami ou faites-vous un petit resto avec votre conjoint.

Vous avez un agenda et de Grands Objectifs à réaliser. Les seules deadlines et actions à respecter, ce sont celles que vous avez définies, pas celles que tentent de vous imposer un foutu nuage ou une putain de rentrée scolaire !

Apprenez à couper votre téléphone

« Le véritable amour est l'absence de désir de regarder son téléphone en présence de l'autre. »

ALAIN DE BOTTON

Que celui qui n'est pas accro à son smartphone me jette la première pierre. En moins de dix ans, cet outil à la fois extraordinaire et maléfique s'est imposé comme notre meilleur ami… et pire ennemi. Je ne serais pas étonné d'apprendre que l'on passe plus de temps les yeux rivés sur l'écran de notre téléphone qu'à regarder nos enfants, notre conjoint ou tout simplement, l'environnement qui nous entoure, comme le ciel, les oiseaux ou la mer.

Nous avons beau en avoir conscience, l'idée même de renoncer à ce partenaire de vie sonne en nous comme une hérésie, une invraisemblance. Car se couper de son téléphone, c'est se couper du monde, et personne ne veut devenir un paria et s'exclure du groupe.

Mais dans votre intérêt, et donc dans celui de vos objectifs, on en revient toujours au même sujet, je dirais qu'il faut au moins apprendre à maîtriser l'utilisation de son smartphone dans trois cas de figure.

Le premier concerne votre vie sociale. On a tous déjà observé ces couples attablés dans un bar ou un restaurant qui passent les trois-quarts de leur soirée à checker leurs téléphones, sans même se parler, échanger un regard ou un geste tendre. Infliger un tel mépris à son conjoint est d'une violence stupéfiante ! Et c'est la même chose avec les amis ou quand vous vous rendez à un premier rendez-vous. Sauf urgence personnelle ou professionnelle, quiconque passe plus d'une minute à scruter les réseaux sociaux sur son téléphone alors que vous êtes en face de lui est une personne qui ne vous respecte pas. Sous-entendre par votre attitude que vous préférez mater une vidéo marrante sur Facebook plutôt que de discuter avec elle ne signifie rien d'autre que : « Tu ne m'intéresses pas ».

Ne faites pas cette erreur et ne laissez pas les autres vous insulter de la sorte. Si vous êtes en train de prendre un verre avec un ami, une fille ou un mec qui passe plus de temps sur son écran qu'à échanger avec vous, bannissez cette personne de votre environnement. Il n'y a aucun intérêt à se coltiner des gens qui n'ont rien à vous apporter.

Il y a quelque temps, j'étais chez une fille que j'avais rencontrée deux jours auparavant. Nous étions assis sur son canapé en train de discuter et à un moment donné, elle me demande si j'ai besoin de wifi. (J'étais à l'étranger, je n'avais pas Internet sur mon téléphone.) Je l'ai regardée dans les yeux et j'ai répondu : « Je n'ai pas besoin de wifi, je suis avec toi. » Décontenancée et reconnaissante, elle m'a répondu avec un brin d'émotion : « Merci. » Par cette simple réponse, je lui avais montré mon respect et mon intérêt le plus sincère. Elle avait été touchée, car j'imagine que 99 % des types ou des amis à qui elle avait déjà fait cette proposition avaient répondu « oui », avant de s'empresser de checker leur messagerie une fois le sésame obtenu.

Le second cas de figure où vous devez apprendre à vous déconnecter est celui du *travail*. J'entends par là travail personnel. Soit, vous l'avez compris, travail sur vos Objectifs Concrets. Pour reprendre l'exemple de l'écriture d'un livre, sujet qui me tient à cœur, vous me pardonnerez, pensez-vous que vous serez en capacité d'avancer sérieusement et de rester concentré si toutes les deux minutes vous êtes interrompus par une alerte ou par ce désir mécanique de vous saisir de votre téléphone ? Est-il vraiment nécessaire que je réponde à cette question ?

Quand vous bossez sur un projet, oubliez votre smartphone. Et si l'étreindre se révèle être un défi insurmontable, ayez au moins le réflexe de le mettre en mode avion, de désactiver la sonnerie et le vibreur ou de le ranger à une distance qui vous empêche de l'attraper sans avoir à vous lever de votre chaise. N'oubliez pas que 99 % des notifications que nous recevons sur notre smartphone ne sont qu'un fatras de crétineries ou d'informations non urgentes et non importantes : un nouveau *like* sur Instagram, un commentaire sur notre photo de profil Facebook, un match Tinder, une blague que nous a envoyée un ami, un e-mail de LinkedIn qui nous demande pour la vingtième fois si nous connaissons Jean-René du service achats, etc.

La probabilité qu'un ami ou un membre de votre famille tente de vous joindre parce qu'il a crevé sur l'autoroute ou qu'il ressent les prémices d'un AVC est tout de même très mince. Et puis, si l'on commence à raisonner comme ça, on ne fait plus rien : plus de sport, plus de voyage, plus de sexualité, plus de douche...

Dernier cas : le sommeil. Qui a pris l'habitude de s'endormir avec son téléphone sous l'oreiller ou à portée de main sur sa table de nuit ? Probablement 80 % des gens. Je ne vais rien vous apprendre en vous disant que les ondes de votre téléphone et celles du wifi sont néfastes pour votre corps. Maintenir un tel appareil à quelques centimètres de son cerveau pendant une nuit entière est aussi inconscient et stupide que de s'endormir avec une antenne-relais de téléphonie mobile plaquée contre ses testicules. À moins que la stérilité ne soit l'un de vos objectifs... Dans ce cas-là, félicitations ! Vous êtes sur la bonne voie.

Au-delà des dommages sur la santé que peuvent causer à long terme de tels agissements, maintenir son téléphone à portée de main alors que l'on est censé chercher le sommeil est le meilleur moyen de ne pas le trouver. La tentation de checker une énième dernière fois ses alertes ou de regarder une vidéo à la con est trop forte pour que votre esprit puisse trouver le repos et se *déconnecter*. Apprenez à laisser votre téléphone dans une autre pièce ou à une distance suffisante pour décourager cette petite voix qui vous ordonne de vous reconnecter.

Changez votre cadre

Dans la seconde partie de ce livre, je vous invitais à vous installer à la terrasse d'un café ou dans un parc afin de griffonner le premier jet de votre liste d'objectifs, l'ambition étant de libérer votre cerveau et votre créativité des quatre murs de votre chambre. Cette démarche ne doit pas se cantonner à cette unique mission. Elle peut s'appliquer à un tas d'autres situations : écriture d'un livre, série d'appels téléphoniques à passer, préparation d'un programme sportif ou diététique, lecture, tournage d'une vidéo, organisation d'un voyage, suivi d'une formation audio, réflexion sur un sujet donné, etc.

On ne s'en rend pas toujours compte, mais le seul fait de se retrouver dans un cadre différent ou nouveau peut influencer notre façon de penser de manière positive, nous faire percevoir les choses sous un angle que l'on n'aurait jamais pu envisager depuis notre canapé. Je n'en ai jamais fait l'expérience, car je ne suis pas un poète, mais je suis persuadé qu'un poème écrit dans un studio sur un fichier Word les volets fermés n'aura pas la même saveur ou la même profondeur que s'il avait été composé dans un beau cahier, les pieds dans l'océan, sur une plage du bassin d'Arcachon.

Souvent, ce que l'on prend pour un manque d'inspiration ou de la difficulté à se concentrer provient en vérité d'une lassitude de notre cadre de réflexion. Si vous vous trouvez dans ce cas, au lieu de persister dans l'inefficacité et de fustiger votre faible productivité, prenez votre ordinateur portable, votre tablette ou votre carnet et barrez-vous de chez vous ! Pour une heure, pour une journée entière et pourquoi pas pour un week-end, une semaine ou trois mois. Posez-vous à une terrasse de café, asseyez-vous sur un tronc d'arbre dans la forêt, prenez-vous une chambre d'hôtel pas loin de chez vous, roulez jusqu'au prochain village ou la prochaine ville, offrez-vous un week-end à Lisbonne ou un mois en immersion dans une hacienda californienne. Les possibilités sont illimitées et ne nécessitent pas toujours un budget ou un long trajet, alors adoptez le bon réflexe !

Relisez vos objectifs du jour la veille au soir

« Un objectif bien défini est à moitié atteint. »

ABRAHAM LINCOLN

Afin de bien démarrer votre journée et de vous mettre dans les meilleures conditions pour accomplir vos tâches, relisez votre agenda avant d'aller vous coucher.

On dit que la nuit porte conseil ou encore que notre cerveau travaille pour nous pendant notre sommeil. Je ne sais pas si cela est vrai, je ne suis pas un spécialiste de la question. Mais ce dont je suis certain, et je l'affirme par expérience, c'est que la lecture rapide de ses objectifs du lendemain apaise et sécurise notre cerveau. Vous vous endormez avec un esprit clair et focus, un esprit qui sait où il va et qui dès le lendemain matin, à votre sortie du lit, sera conditionné pour accomplir les actions que vous avez planifiées.

N'attendez plus ce putain de week-end !

Les bureaux ne sont pas les seuls lieux de vie où l'on peut écouter de telles tirades à longueur de journée, mais c'est dans le cadre du travail que je les ai entendues le plus de fois.

Ces réflexions, les voici :

« Vivement ce soir, je suis épuisé ! »

« Vivement ce week-end ! »

« Vivement le printemps ! »

« Vivement les vacances ! »

« Vivement la fin du mois ! »

« Vivement que je sois à la retraite ! »

Ça vous rappelle quelque chose ?

Malheureusement, ces remarques ne se limitent pas au cadre du travail. On les entend continuellement sortir de la bouche de ceux qui cherchent des excuses à leur inaction et à leur passivité :

« Si je gagne au Loto, je... »

« Quand j'aurai plus d'argent, on... »

« Quand je serai moins fatigué, je... »

« Quand les enfants seront plus grands, on... »

« À partir du 1er janvier, promis, je... »

« J'arrêterai de fumer le jour où... »

« Je ferai ce voyage quand... »

« Quand j'aurai plus de temps, on... »

« Là, je ne peux pas, mais dès que j'aurai moins de boulot, je... »

Si vous vous êtes reconnus dans ces propos, arrêtez vos bêtises et bannissez ces expressions amorphes de votre langage. Les personnes qui raisonnent ainsi ne font (presque) jamais rien de leur vie et reportent sans cesse à un autre jour cette possibilité de se sentir heureux et satisfait.

Quoi que vous fassiez, quelle que soit la période de votre vie, vous trouverez toujours une excuse ou une complication pour vous conforter dans votre décision d'attendre. Mais attendre quoi ? Parce qu'après le week-end, les prochaines vacances et la retraite, il ne reste plus qu'une dernière étape : la mort.

3. Vous êtes un Privilégié

« Moi, un privilégié ? Tu veux rire ou quoi ? »

Je comprends votre réaction, car la définition que l'on a aujourd'hui de ce mot est totalement faussée. Quand on entend *privilégié*, on pense à ces millionnaires qui passent leurs vacances sur des yachts à asperger de champagne des mannequins seins nus. On songe à ces députés corrompus qui sur le compte de nos impôts mangent, logent et voyagent à l'œil. On visualise ces footballeurs pleins aux as adulés par des millions de fans qui roulent en Lamborghini et vivent de leur passion. Ce n'est pas à eux que je fais référence quand je parle de privilégiés. Cette *élite* ultra-minoritaire est sur une autre planète, ils ne vivent pas dans le même monde que nous et il n'y a donc aucune pertinence à se comparer à eux.

Non, si je vous dis que vous êtes un privilégié, c'est parce que si vous lisez ce livre, il y a de fortes chances pour que vous soyez nés en France, ayez reçu une bonne éducation et un certain niveau d'instruction et possédiez un passeport français. Ces caractéristiques, auxquelles plus personne ne prête attention aujourd'hui tellement elles semblent normales et évidentes, nous placent pourtant d'office dans les 5 % des humains les plus favorisés de ce monde.

J'en avais plus ou moins conscience, comme nous tous, mais il m'a fallu de longs mois de voyage pour le digérer pleinement et l'intégrer à mes paradigmes. Voir des reportages à la télévision mettant en scène les injustices et les misères de ce monde ne suffit pas vraiment pour s'en rendre compte. Mais voyager et vivre plusieurs semaines dans certains pays dits sous-développés (même si je n'aime pas ce terme péjoratif et mal-approprié) vous rappelle sans conteste qu'être Français est une chance extraordinaire. Oui, je sais, il y a des pauvres et des smicards chez nous, les impôts nous étouffent, l'essence coûte un bras et les types qui nous gouvernent nous méprissent et nous crachent à la gueule. Je ne parle pas ici de gens qui ont des difficultés à joindre les deux bouts ou à boucler leur fin de mois, non, je parle d'êtres humains qui subissent des vies si violentes et si abjectes que le seul fait de s'imaginer une vie meilleure ne leur traverse même pas l'esprit.

Ce que j'ai vu en Inde, par exemple, dépasse l'entendement, pour nous, Français ou Occidentaux. Les types vivent dans la merde, de la vraie merde humaine, ce n'est pas une métaphore, au milieu des rats et des cafards. Des enfants sales et nus se promènent seuls dans les rues parmi les chiens errants et les ordures. Des familles entières vivent à même le trottoir avec des cartons en guise de salle à manger et des sacs plastiques ou des panneaux de circulation en guise de toit. Des hommes affichent sur leur visage les symptômes monstrueux de maladies rescapées du Moyen-âge, faute d'accès aux soins. Le voir à la télé est une chose, le constater de ses propres yeux en est une autre. Bien évidemment, tous les Indiens ne vivent pas dans cet extrême dénuement. Une grande partie travaille et mange à sa faim… mais à quel prix ! La plupart sont paysans, grooms, serveurs, manutentionnaires, chauffeurs de tuk-tuk, ouvriers ou vendeurs. Ils ne gagnent pas plus dc 200 dollars par mois, dans le meilleur des cas. Ceux qui habitent en ville, faute de moyens suffisants, en sont réduits à se loger dans des bidonvilles où ils s'entassent à dix dans la même pièce. Ces gens n'ont aucune intimité, n'ont accès à aucune sexualité hors mariage, si ce n'est par le viol ou la prostitution. Les jeunes hommes sont si frustrés de ne pas pouvoir toucher une femme qu'il leur arrive de caresser ou de sodomiser leurs amis du même sexe pour se soulager. C'est sordide et cru ? C'est pourtant la réalité. Quant aux femmes, n'en parlons pas, c'est tout juste si elles ne sont pas considérées comme des chiens ou des sex-toys.

Et pour ceux qui *réussissent*, gagnent assez d'argent pour s'offrir un appartement décent, vivent en couple et se permettent quelques loisirs, le fric ne leur offrira jamais ce qu'ils n'ont jamais reçu étant jeunes : une éducation et une instruction. Les mecs vous rotent à la gueule, se raclent la gorge au restaurant, écoutent de la musique sur leur smartphone le son poussé au maximum et sans écouteurs alors que vous lisez ou essayez de dormir à côté d'eux. Ils gueulent et discutent à haute voix devant votre chambre d'hôtel à 3 heures du matin sans même se poser la question de savoir s'ils pourraient vous déranger. Les types chient entre deux voitures ou deux rochers sur la plage, balancent leurs déchets dans la mer, vous collent dans les transports en commun et n'ont aucun sujet de conversation dépassant le cadre de leur vie ou de leur voisinage.

C'est comme ça en Inde, mais également dans plein d'autres pays. Bien sûr, il serait réducteur, raciste et mensonger de prétendre que l'éducation et la culture sont l'apanage des Occidentaux, dont la proportion d'analphabètes et de débiles profonds ne cesse de croître. J'ai rencontré un tas de gens, que ce soit en Inde, en Malaisie, en Thaïlande, au Sri Lanka ou ailleurs qui ont reçu une éducation parfaite, ont fait des études, se cultivent et occupent des postes qualifiés. Mais ce que l'on ne perçoit pas toujours, c'est que ces personnes, en dépit de leur bagage, n'ont pas pour autant les mêmes droits et privilèges que nous. Elles peuvent être traitées en inférieures à cause de leur religion, de leur caste, de leur couleur de peau ou de leur sexe (je parle des femmes, vous l'avez deviné) et ce, dans leur propre pays. Et je ne vous parle pas de vous faire recaler en boîte parce que votre peau est verte, je vous parle de la privation pure et simple de certains droits constitutionnels dont jouissent vos concitoyens.

Et même s'ils sont des hommes, qu'ils ont la *bonne* couleur de peau et la *bonne* religion, ils ne sont pas pour autant libres de leurs mouvements. Quand on est Français et que l'on veut voyager ou partir en vacances à l'étranger, il suffit, dans 90 % des cas, de présenter son passeport à la douane à l'atterrissage pour être autorisé à pénétrer dans le pays visité, ou au pire, de faire une demande de visa en ligne qui sera validée et approuvée dans les 48 heures si l'on n'est pas recherché par

Interpol ou soupçonné de terrorisme. Notre passeport est un sésame, une carte de visite à la valeur inestimable.

Mais pensez-vous que c'est aussi simple quand on a un passeport iranien ou philippin ? La plupart des passeports de ce monde ne sont pas aussi magiques et efficaces que le nôtre. Certaines nationalités sont tout simplement interdites et blacklistées dans un bon nombre de pays. Et si elles sont autorisées à se rendre dans d'autres contrées, il leur faudra souvent subir des interrogatoires ou se déplacer dans les ambassades des pays concernés. Quel Français ne serait pas outré et découragé d'endurer un tel traitement ?

Je ne suis ni un tiers-mondiste, ni un bobo, ni un communiste. Je ne cherche pas à vous culpabiliser, bien au contraire. Si je me suis autorisé cette petite parenthèse, c'est avant tout pour vous rappeler que, quoi que vous en pensiez, nous avons déjà gagné à la grande loterie de l'humanité. Alors, les lamentations, le fatalisme, l'inaction, la déprime et les plaintes, il va falloir me les éradiquer une bonne fois pour toutes de votre vie, car excepté certaines circonstances exceptionnelles comme la mort d'un proche, une maladie grave ou une violente rupture amoureuse, ils n'y ont pas leurs places.

Vous avez tout pour réussir, ne l'oubliez jamais. Tout ce qu'il vous manque, c'est ce que nous venons de voir dans ce livre : des projets, des objectifs précis, un agenda, des deadlines, de la persévérance et un peu de patience, c'est tout !

Nous sommes les privilégiés de ce monde, c'est comme ça, c'est le Loto. Alors, profitez de vos gains intelligemment au lieu de les dilapider bêtement. Remerciez vos parents, vos ancêtres et votre pays et passez à l'action !

4. The Game

Quand on se lance dans un nouveau challenge, et l'application de la méthode que je propose dans ce livre en est un, il peut être amusant et stimulant de l'accomplir avec un binôme.

Les fumeurs qui désirent arrêter la cigarette choisissent souvent de le faire en même temps que leur conjoint ou un ami, une stratégie qui permet d'accroître la motivation et de maximiser les chances de réussite. On retrouve l'adoption du même procédé lorsque deux amies s'inscrivent ensemble à la salle de sport, par exemple.

La peur de décevoir l'autre, l'exaltation compétitive ou l'envie de se montrer fort sont des sources de motivation supplémentaires qui peuvent s'avérer décisives dans l'accomplissement d'un défi.

Si vous préférez vous plonger dans l'agenda en embarquant un ami avec vous, je vais vous proposer un petit jeu ludique et énergisant à mettre en place.

La première chose à faire est de trouver votre partenaire. Si vous connaissez bien votre entourage, une personne va s'imposer naturellement à votre esprit. Cette personne sera un peu dans la même situation que vous, du moins sur certains aspects qui peuvent être : des difficultés à s'organiser, une envie de changement, des projets en cours qui stagnent depuis des lustres, une santé et une forme physique à la ramasse, trop de procrastination, la volonté de prendre un nouveau départ, un état de déprime endémique dû à l'inaction, une fatigue chronique, etc.

Parlez à cet ami du *Pouvoir de l'Agenda* et s'il se montre réceptif, proposez-lui de l'acheter, prêtez-lui le vôtre ou rencontrez-le pour lui expliquer la méthode que vous venez de découvrir.

Une fois la mise à niveau effectuée, et si cette personne semble comme vous décidée à passer à l'action, soumettez-lui le défi suivant :

Chaque dimanche soir, vous échangez par mail vos agendas respectifs de la semaine à venir. Bien entendu, chacun est libre de remplir son emploi du temps à sa convenance, il n'y a pas de règles à ce niveau. Assurez-vous d'avoir dissocié vos tâches Urgentes, Importantes et Concrètes par les couleurs de votre choix (pour rappel, je vous avais suggéré vert, orange et rouge) ou par tout autre procédé vous convenant.

Vous allez alors établir un système de points/récompenses. Chaque action de l'agenda que vous aurez menée à bien vous rapportera un nombre de points : 1 point pour les tâches Urgentes, 3 points pour les tâches Importantes et 5 points pour les tâches Concrètes.

Le dimanche soir suivant, vous calculez votre nombre total de points et comparez votre score avec celui de votre partenaire. Inutile de vous préciser qu'il ne sert à rien de tricher ou de magouiller, l'objectif dans l'absolu n'est pas de gagner, mais d'apprendre une méthode d'organisation.

Celui qui a le score le plus élevé l'emporte, vous l'aurez compris.

C'est tout ? me diriez-vous. Non, et vous avez raison. Le jeu ne serait pas très amusant s'il s'arrêtait de la sorte. Pour pimenter le challenge, le gagnant devra infliger un gage au perdant. Mais attention, je ne parle pas d'une crétinerie comme de se jeter dans l'eau glacée ou montrer ses parties intimes à une petite mémé qui revient des courses. Une nouvelle fois, et c'est la base de ce livre, l'action que le perdant aura à accomplir devra l'aider à s'améliorer et à atteindre ses objectifs. Le gagnant devra donc choisir le gage de son co-équipier en tenant compte des objectifs de ce dernier. Le gage sera à accomplir durant la semaine à venir.

Par exemple, si le perdant a pour Objectif Concret d'écrire un roman, le gagnant pourra lui demander d'écrire une nouvelle de trois ou quatre pages sur un thème imposé.

Si le perdant a pour objectif d'améliorer ses relations avec les femmes et de sortir d'un éternel célibat, il devra décrocher un rendez-vous galant dans les jours qui viennent.

Si le perdant a pour objectif de devenir comédien ou humoriste, il devra écrire un sketch sur un thème arrêté par le gagnant (et pourquoi pas le jouer et se filmer).

Si le perdant a mis le sport et le footing au centre de ses Objectifs de Vie, et que par exemple, son record du 10 km est de 45 minutes, il devra le battre dans la semaine qui suit.

Si le perdant vise à progresser en termes de leadership et de force de proposition, il aura pour mission d'organiser un barbecue au bord du lac ou de dénicher une activité festive à proposer à son groupe d'amis.

Une fois que le gage a été donné, vous vous échangez à nouveau vos agendas et ainsi de suite.

Le jeu s'arrête comme n'importe quel autre jeu : quand les joueurs en ont marre.

C'est en jouant de la sorte durant plusieurs semaines avec l'un de mes amis que j'ai démarré la mise en place de l'agenda. Le côté divertissant et compétitif m'a beaucoup stimulé et m'a permis d'adopter la méthode de l'agenda de façon définitive.

Pour autant, il n'est pas indispensable d'attendre d'avoir trouvé un partenaire de jeu pour commencer à utiliser l'agenda. Travaillez sur vos objectifs, définissez votre emploi du temps et vos actions et lancez-vous tout seul. Il sera toujours possible de démarrer le jeu dans les jours ou les semaines suivantes.

C'est à votre tour !

Pour conclure...

Soufflez un bon coup, j'en ai (bientôt) fini avec vous. Si ce n'est pas déjà fait, vous pouvez maintenant commencer ce travail de réflexion qui vous permettra de définir vos Objectifs de Vie et vos Objectifs Concrets et de les réaliser grâce à la méthode de l'agenda.

Je vous en conjure, ne faites pas comme la majorité des gens qui lisent des livres comme le mien. Vous savez, ces personnes qui enchaînent les ouvrages de développement personnel sans jamais passer à l'action. Ne soyez pas comme eux. Si vous avez acheté *Le Pouvoir de l'Agenda*, c'est que votre vie ne vous satisfait pas telle qu'elle est et que vous avez besoin de changement majeur et profond. Alors, bougez-vous ! Vous avez assez perdu de temps à vous lamenter, à glandouiller ou à déprimer. Le temps passe vite, très vite. Il est la valeur la plus inestimable que nous possédions, n'en gaspillez pas une minute de plus. Au boulot !

Dans la vie, tout est possible ou presque. Les belles et grandes œuvres ne sont pas le monopole d'une élite aisée ou chanceuse. Elles sont aussi à votre portée. Ce qu'il vous manque, ce n'est ni l'argent, ni le réseau, ni la chance. Non, ce qui vous fait défaut, c'est l'organisation et le passage à l'action. Comme je vous le racontais précédemment, ma vie n'était il y a cinq ans qu'un ramassis d'échecs, de lamentations, de procrastination et d'addictions en tout genre. Jusqu'au jour où j'ai atteint le fond du trou, à la suite d'une rupture amoureuse en grande partie imputable à mon mode de vie. Je me suis retrouvé plus bas que terre et après de longues semaines de deuil, j'ai décidé de relever la tête, de prendre ma vie en main. Parce que je n'avais pas le choix, parce que je voulais vivre, et pas survivre, parce que le temps passait et que j'avais des projets et des *rêves* à accomplir. La méthode de l'agenda, qui n'a rien de révolutionnaire et qui est née d'un mix entre ma propre réflexion, des échanges avec un ami et différents ouvrages et vidéos que j'ai lus et visionnés, m'a permis de sortir la tête de l'eau et de mettre progressivement en place la vie à laquelle j'aspirais. Même si elle est loin d'être parfaite aujourd'hui et que mes vieux démons reviennent régulièrement frapper à la porte. Cette méthode n'a rien de révolutionnaire, je n'ai pas honte de le dire, au contraire, car c'est justement pour cette raison qu'elle a prouvé son efficacité.

Bien sûr, rien n'est jamais acquis dans la vie. Combien de personnes qui avaient tout pour elles ont tout perdu en un claquement de doigts ? Beaucoup. Mais la fatalité n'existe pas. Les coups durs et les coups de blues font partie intégrante de l'existence humaine. C'est la manière dont on réagit face à ces coups qui est importante, rien d'autre. Vivre une vie choisie, heureuse et active implique un fort investissement de notre part.

Maintenir le cap quelle que soit la météo nécessite du travail, de la patience, de la persévérance et surtout, c'est le thème central de ce livre : de l'organisation.

Alors, à votre agenda !

7 livres et 7 chaînes YouTube

Comme c'est la tradition, je vous partage une série de 7 livres et 7 chaînes YouTube qui ont eu le mérite de m'inspirer, de me divertir, de me faire passer à l'action, de me motiver ou de remettre en question mes paradigmes. Libre à vous d'y jeter un œil !

Livres

- **Mike Horn** – *Latitude Zéro* (voyage, dépassement de soi)
- **Gregory David Roberts** – *Shantaram* (aventure et soif de vivre)
- **Robert Kyosaki** - *Père Riche, Père Pauvre* (conseils financiers de base)
- **Norman Walker** - *Votre Santé par les Jus Frais de Légumes et de Fruits* (recettes de jus, propriétés thérapeutiques des fruits et légumes)
- **Stephen Covey** - *Les 7 Habitudes de Ceux qui Réalisent tout ce qu'ils Entreprennent* (développement personnel)
- **Ludovic Hubler** – *Le Monde en Stop* (voyage)
- **Maxime Chattam** – *Les Arcanes du Chaos* (thriller - théorie du complot et manipulation des masses)

Chaînes YouTube

- **Thierry Casasnovas** (santé et alimentation)

Alors qu'il était condamné par les médecins et ne pesait plus qu'une trentaine de kilos, Thierry a puisé en lui la force qui lui a permis de se reprendre en main et de retrouver un état de pleine santé. Se basant sur son expérience personnelle et sur ses recherches, ce Catalan d'origine nous propose des pistes innovantes, parfois dérangeantes, mais toujours pleines de bon sens pour améliorer notre santé physique et mentale au travers de notre alimentation, notre environnement ou notre état d'esprit. Ces vidéos ont grandement contribué à élargir mes paradigmes et surtout, m'ont aidé à adopter de nouvelles habitudes alimentaires saines et naturelles.

- **Marketing Naturel – Jean Rivière** (marketing et indépendance)

Baroudeur, créatif et auto-entrepreneur, ce Français d'une quarantaine d'années installé au Cambodge nous partage dans ses vidéos et ses podcasts des méthodes innovantes, des conseils et des idées décalées pour accéder à l'autonomie financière grâce à nos propres créations.

- **Antoine BM** (marketing et indépendance financière)

Âgé d'une vingtaine d'années, et après s'être rendu compte qu'il ne voulait plus être salarié, Antoine a démarré un business sur Internet qui aujourd'hui lui assure de larges revenus. Dans ses vidéos, ses podcasts ou ses e-mails, il nous partage son expérience, son savoir-faire, ses idées ainsi que ses analyses brutes et sans concessions.

- **Jean-Loup Lebrun** (voyage et développement personnel)

Blasé par la restauration et son mode de vie, Jean-Loup prend conscience que sa vie personnelle et professionnelle ne lui convient pas. Il décide alors de tout plaquer et de prendre la route pour parcourir l'Asie en solo. Au fil des mois, il parvient à créer sa propre activité sur le web et à générer ses premiers revenus. Il conseille aujourd'hui ceux qui souhaiteraient comme lui démarrer leur propre business en ligne.

- **Jean-Philippe Touzeau** (écriture)

Auteur de la série *La Femme Sans Peur*, Jean-Philippe est un écrivain autoédité dont le succès ferait pâlir certains de ses confrères signés par les grandes maisons d'édition. Altruiste, accessible et d'une grande gentillesse, il publie régulièrement des vidéos sur différents sujets. Celles consacrées à l'écriture et au marketing sont celles qui m'ont le plus inspiré.

- **Oussama Ammar - The Family/Koudetat** (conseils aux start-up et aux entrepreneurs – réflexions sur les changements économiques)

Cofondateur de *The Family*, société d'investissement qui s'est donné pour mission de faire émerger les géants européens du numérique en accompagnant les créateurs de start-up sur le long terme, Oussama anime des conférences ayant pour thème l'entrepreneuriat, mais pas seulement. Chacune de ses interventions, dont certaines sont publiées sur YouTube, est une occasion de plus de se divertir et de comprendre un peu mieux ce que le monde de demain nous réserve.

- **Bonne Gueule** (mode masculine, sorry mesdames…)

Blog ludique et professionnel destiné aux hommes qui souhaitent apprendre les bases de la mode masculine ou désirent améliorer leur style. Des conseils pertinents, des tests de marques et des rappels basiques que certains d'entre nous ont tendance à oublier. Une référence dans le domaine. Bonne Gueule est aussi présent sur YouTube.

Certaines de ces personnes que je vous recommande sont sujettes à quelques polémiques ou critiques. Thierry Casasnovas est traité de charlatan par ses détracteurs, Oussama Ammar d'arrogant ou encore Antoine BM de capitaliste pur et dur. Qu'ils le soient ou non n'a aucune importance. Ce qui compte, c'est ce qu'ils racontent. Et si ce qu'ils racontent vous permet de progresser, d'y voir plus clair ou d'apprendre, l'essentiel est atteint. Juger les gens sur la forme sans écouter le fond est devenu un sport national. N'y participez pas. Si vous désirez progresser, élargir vos paradigmes, repousser vos limites et matérialiser vos *rêves*, c'est en écoutant ce qu'on à dire les personnes dites *controversées* que vous y parviendrez. Si vous ne croyez que les pseudos spécialistes invités sur les plateaux télé, ne lisez que la presse généraliste et *officielle* et n'appliquez que les méthodes ou les conseils de *scientifiques* sponsorisés par les grands lobbies et les industriels, vous n'irez pas plus loin que là où vous êtes.

Pensez comme tout le monde et vous aurez la vie de tout le monde.

Je vous remercie d'avoir lu ce livre. De tout mon cœur, je souhaite qu'il vous ait intéressé et qu'il soit surtout le déclic de votre passage à l'action.

N'oubliez pas de publier votre avis et votre critique sur Amazon, si vous avez acheté *Le Pouvoir de l'Action* par ce biais. C'est très important pour un auteur d'avoir le retour de ses lecteurs.

N'hésitez pas à partager votre expérience, vos réussites ou vos impressions en m'envoyant un e-mail, en laissant un commentaire sur ma page Facebook ou une critique sur Babelio. Je me ferai un plaisir de vous répondre.

Mon prochain livre : *Aller Simple pour la Liberté*, **mai 2022**

Je vous en ai parlé tout au long de notre discussion. En octobre 2018, j'ai posé un congé sabbatique de 8 mois pour parcourir l'Asie, seul et en sac à dos. Une expérience extraordinaire et bouleversante qui a changé ma vie et ma vision du monde pour toujours. Une aventure que je partage avec vous dans ce nouveau livre, *Aller Simple pour la Liberté*.

De l'Inde chaotique aux îles Philippines en passant par l'envoûtante Malaisie, le Viêtnam, la Thaïlande ou le Sri Lanka, je vous embarque avec moi dans l'exploration d'un continent anarchique et fascinant où se joue l'avenir du monde.

L'enfer des mégalopoles, le choc des cultures, l'amour, les femmes et l'ivresse. Dégoût, colère, excitation et bonheur s'entremêlent et se confondent. Une remise en cause de nos modes de vie, la fuite d'un Occident pétrifié qui ne tient plus ses promesses…

Êtes-vous prêts pour l'atterrissage ?

Contact :

Mon e-mail : loukas.montclar@gmail.com

Ma chaîne YouTube : Loukas Montlcar

Ma page Facebook : Loukas Montclar

Mon blog : https://loukasmontclar.com/

QUE LE POUVOIR
DE L'AGENDA
VOUS TRANSCENDE !

Merci à mon ami David avec qui j'ai pu tester pour la première fois

Le Pouvoir de l'Agenda

www.ingramcontent.com/pod-product-compliance
Lightning Source LLC
Chambersburg PA
CBHW060843280326
41934CB00007B/903